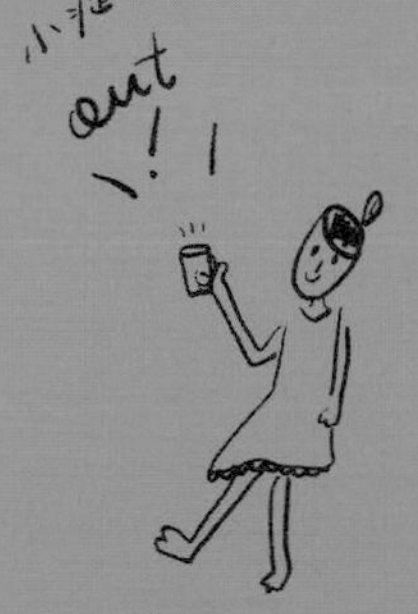
小症狀，
out!

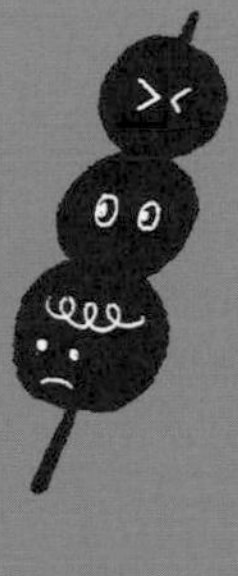

女人好養

人氣中醫師寫給你的專屬小寶典

雅丰唯心中醫診所院長
中醫師 陳峙嘉

推薦序

善待自己的身體，讓「女子不再難養」！

因為工作有幸結識陳峙嘉醫師、進而成為好友，真是近幾年來最棒的事。我跟你們一樣，見到他時也是小鹿亂撞（因為實在太帥）。不過認識久了才看懂：他最帥的不是外表，而是精準的診斷，與那些充滿真誠關懷、企圖溫暖每一位患者的冷笑話。我們家常在陳醫師診所進行「三代同堂」聚會：蕭媽媽、我、跟我家的 14 歲青少女美寶，只能說陳醫師的醫術與幽默，真是老少通吃，老的小的都肯聽他的（但明明那些建議我也講了，就是沒人理）。

而在一次次的節目訪談中，我發現陳醫師很特別：除了一般中醫理論，他常引述《黃帝內經》提醒我們：人的生活乃至於健康，都與陰陽、四季、五行有著密切關係。通常會講這些的都是玄學或命理，我總打趣：「你懂這麼多，怎麼不乾脆看診順便算個命？」不過說真的，每一次他為妳把脈，不正是在算妳的健康運？不但看透妳目前的狀態，還能預測妳繼續這樣胡搞瞎搞下去的未來！

FOREWORD

在這本書的自序裡，他已經為所有女人算好了命：告訴我們每七年是一個周期，如果妳這個七年沒養好，下個七年可能會出現什麼問題。但讓我傷心的是，自序裡概略提到了女人從七歲起的四個週期，但到三十五歲之後……他就沒提了！難道前面沒顧好，三十五歲後萌生華髮追青絲，就真沒救了嗎？我趕緊翻開目錄！還好……一直到女性進入更年期及其之後的問題症狀與保養，陳醫師都有詳細解說。沒有只注意妹仔、忽略了熟女，嗯，很好。

有幸在此書還沒付印前就看到手稿，真心覺得這本書若早二十年出版，我身體年齡有機會停留在永遠的二十五歲。所以除了自己看，更重要的是要給十四歲的女兒看。因為她正好進入「蛻變成小女人」的重要階段，媽媽給了她健康、智慧與美貌（咦），但能不能維持下去？就要看她有沒有乖乖把陳醫師的話給聽進去了。只是她比我幸運得多，人生第三個七年周期的初始，就能有這本好書，作為一生的寶典。

子曰：「唯女子與小人難養也。」時至今日大家應該都知道這話被曲解了：孔子本意非貶抑女性，是對衛靈公聽信身邊小人及嬪妃一事發出感嘆。不過如果我們再來《世說新語》一番：將這話解釋成「女人跟小孩需要特別的養護」，倒也挺好！謝謝陳醫師出了這本《女人好養》，教我們能正確善待自己的身體，讓「女子不再難養」。

蕭彤雯（前新聞主播／電視主持人）

自序

養生，是女人一輩子的功課！

大家都知道，女人的年齡是祕密，不好詢問也不方便胡亂探聽，更不容妄自揣測，那可是會招來白眼的大忌；若是硬要說個數字，也只能報少不能「爆」多，否則對方立馬臉色大變，扳起面孔不理不睬，還將你列為「拒絕往來戶」，這個損失可就大了；若不幸是自己心儀的對象，說錯話的下場，根本就是把自個兒推向萬丈深淵，永不得翻身。

女人還有另外一個祕密，即是以七年為一個周期，自動自發把身體內在的狀況，呈現於外表之上。這個時候，無須瞎猜，也不用被迫承認，歲月的痕跡就會在臉上、頭髮上、皮膚上悄悄顯露出來，如果沒有好好保養，更會加重時間的無情摧殘，尤其是伴隨著壞習慣，如嗜吃甜食、睡眠不足、水喝太少、愛亂減肥等等，完全是雪上加霜、提油救火的行為啊！

話說回來，只要維持良好的生活作息，戒除上述的匪類因子，女人是很好養的，按照本書中分齡保養的概念就行。中醫古籍《黃帝內經》就已詳述從出生開始，先天腎氣這段從無到有、從有到盛、再由盛到衰的過程，只要我們了解不同的年齡階段，身體會有什麼變化，

FOREWORD

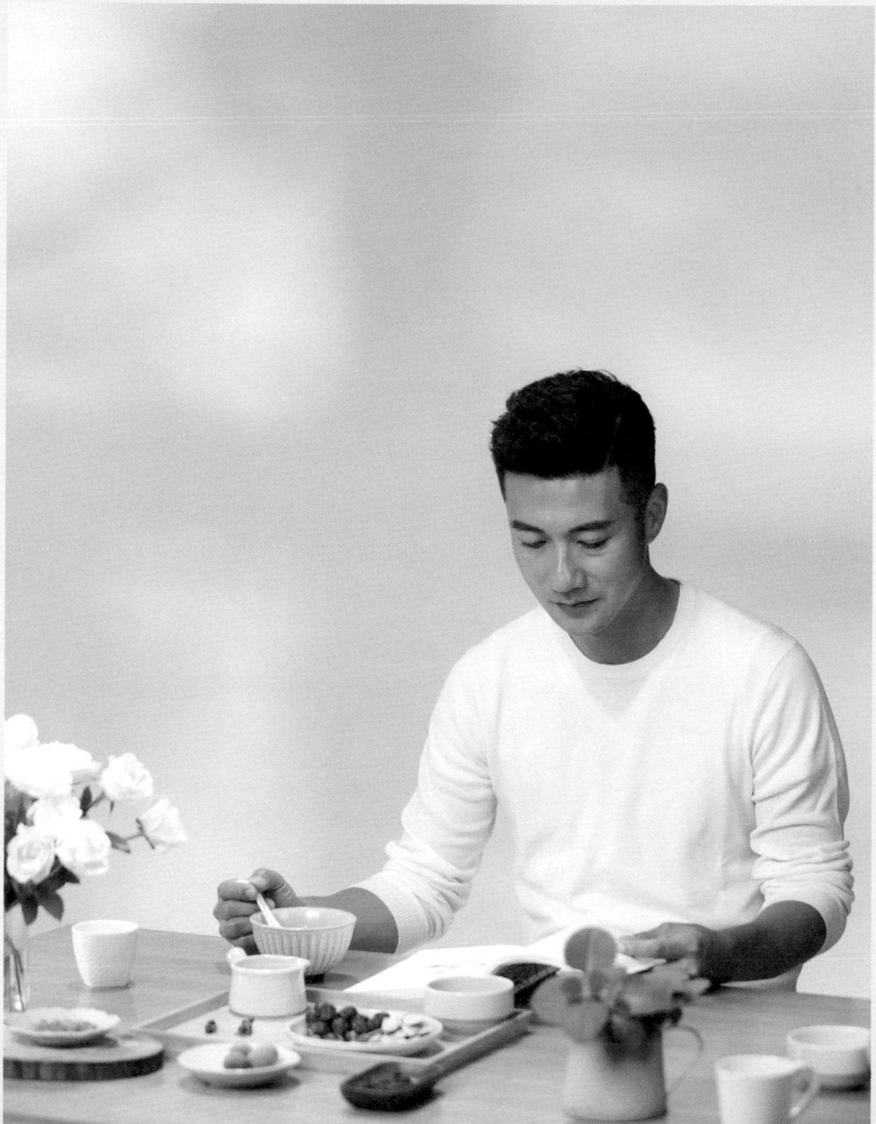

美魔女和歐巴桑就在一線之隔。
切記，請把握「管住嘴，邁開腿」
這個最高指導原則。

以及容易產生何種症狀，就知道每個階段該調養的重點在哪裡，自然就不會有無所適從、不知道要從何處開始養生的疑惑了。

例如七～十四歲，會有初經來臨、第二性徵的出現等等現象，建議要有充足的睡眠（別熬夜）、均衡的飲食（少甜食）、適度的運動（常跳躍），以達到增精益髓、強筋壯骨的效果，如此就可以發育得很好了；十四～二十一歲，已慢慢蛻變為小女人，腎氣越來越盛，相對的，前一個階段沒注意的小毛病也會伺機作怪，此時，氣血保持充足（多吃優質蛋白）、情緒穩定順暢（減輕壓力），便是首要的任務。

二十一～二十八歲，正值身體顛峰，精血盈實飽滿，此時懷孕養胎剛剛好，除了注意營養要夠，肝脾腎也需一併照顧得宜，才能為繁衍後代做妥善的準備。生完孩子後要坐月子，這是女人改變體質、調身養骨的第二次機會，得好好把握，切勿輕忽，我們不是外國人。等唱完二十八歲生日快樂歌，到三十五歲這段時間，體內狀況要開始走下坡了，同時也是驗收過去養生成果的時機，此處就會明顯看得出差別，奉勸眾家姊妹，莫待華髮追青絲，才在心底悔恨之前的不在意。

月經讓女人很煩惱，沒有它更麻煩，因為其消失代表人生下半場即將開賽，保養工作更不能馬虎，美魔女和歐巴桑就在一線之隔。切記，請把握「管住嘴，邁開腿」這個最高指導原則，辛苦大半輩子了，不要讓以往的努力毀於一旦。女人的一生該如何活得精采，且調養成丰姿綽約、氣質優雅的模樣？這本書已經給你完整的答案了，just do it，足矣。

陳峙嘉

CHAPTER

01 女人的養生密碼

CONTENTS

CHAPTER

02 分齡養生，一生美人！

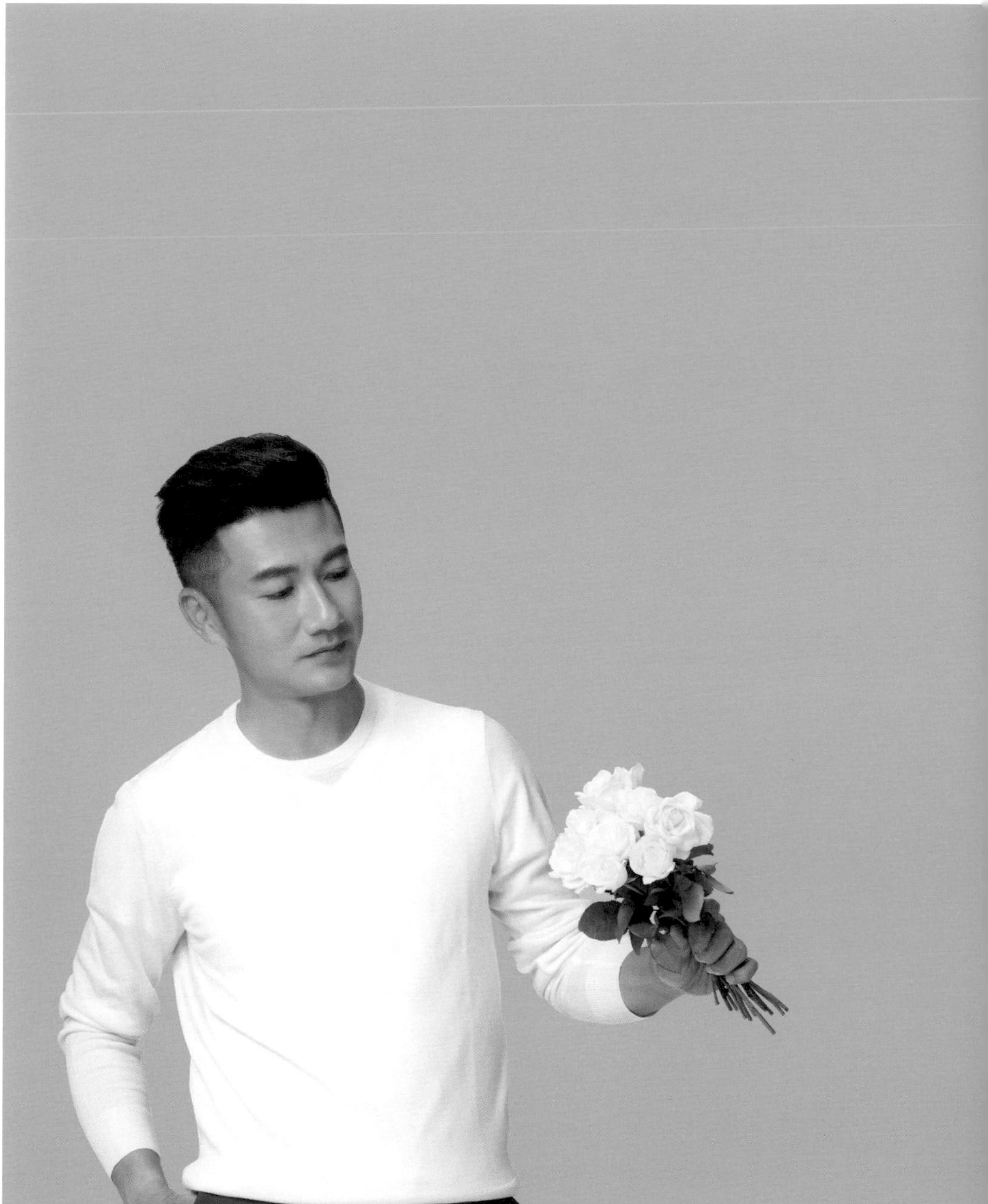

CHAPTER

01

女人的養生密碼

掌握女人生理、婦科疾病的變化、改變致命習慣，

在日常中就能學會「自然」養生法，美麗不請自來！

01

你是否善待自己的身體

養生要先掌握一個原則，就是「自然的生活著」，
換句話說，不自然的方法，就不是好的養生方式。

現在許多國家都實施健康保險制度，所以就醫變得比以前輕鬆許多，隨著醫療的普及以及科技的進步，人類的平均壽命也跟著增加。但是大家慢慢地意識到，光靠醫療和科技並不能帶來真正的健康，它們可以幫助我們延長生命，但是無法提升生活品質。很多人在走向人生終點前，是躺在床上無法動彈，靠著機器維持呼吸、心跳而苟延殘喘地存活著。

根據統計，人的餘生平均要臥床七年，這是個很可怕的數字，

生命才多長，竟然有近十分之一的時間，是因疾病的束縛而身不由己。那到底要怎樣才能獲得真正的健康，讓我們在即將閉目長眠的最後幾年，依然可以正常地吃、喝、拉、撒、睡，甚至一路玩到掛呢？其實很簡單，那就是養生。

這兩個字，你我一定聽到耳朵快長繭了，打開電視或是手機，每天都可以看到很多養生的知識，不看還好，看了反而一頭霧水，因為每個人講的似乎都很有道理，但是做法卻完全不一樣，甚至剛好相反。說實話，現在關於養生的資訊真的太多了，我建議大家要先掌握一個原則，就是「自然的生活著」，亦即不自然的方法，就不是好的養生方式。

順應陰陽五行、四季，是養生的真理

我們的生活，自古以來就和陰陽、四季、五行脫離不了關係，但每次講到這些，就會被當作江湖郎中或是算命仙一樣，其實，它們並不是什麼玄學、哲學或是艱深的學問，對於古人而言，這只不過是常識，乃他們平常溝通的語言，就像現代人講科學一樣。

以前的人認為生病就是「風、火、暑、濕、燥、寒」六邪，或是「喜、怒、憂、思、悲、恐、驚」七情所導致，現代人講的則是細菌、病毒、自律神經失調等等造成。兩者敘述的事情是一樣的，只是用的符號跟文字不同而已，所以大家不要一聽到中醫、陰陽、五行，就嗤之以鼻，說這些東西不科學。**古人的生活會依照四季的變化、陰陽的平衡以及自然的規律而有所調整，陰陽五行的道理，是日常生活的準則，也是養生的圭臬。**

說到養生，就不得不提到《黃帝內經》這本書，它是現存最早的中醫著作，對於後世中醫理論的奠定，有很深遠的影響。其內容是藉由黃帝與幾位先知的問答，進而闡述出攝生、陰陽、臟象、經絡和論治的方法，形成了一套完整的醫學理論系統。此書之中以黃帝和岐伯（亦作「歧伯」）的問答居多，也因此中醫學被稱為岐黃之術。

《黃帝內經》裡「治未病」之說，即現今的養生觀念，趁疾病還沒有發生之前，透過飲食、生活習慣的調理，就可以避免病痛產生，像是遵照自然的四季現象：春生、夏長、秋收、冬藏去過活，便不容易生病。〈陰陽應象大論〉這篇提到，懂得陰陽與調理，身體便能強壯，反之，就會衰老和生病。

《黃帝內經》中，有很多這種陰陽、五行的論述，古人就是照著這些自然的規律度日，而這些自然的規律即是養生。不過，大家也不要太過極端，講科學就完全鄙視中醫，講養生就完全拋棄科學。現在醫學這麼進步，我們可以運用這些技術，更清楚了解人體的構造和機能，然後結合中醫和大自然陰陽五行的概念去養生，如此就能讓身體變得更健康，生活變得更美好。

貪圖一時享樂？身體會付出代價

《黃帝內經・上古天真論》裡有一段對話很有趣：「迺問於天師曰：余聞上古之人，春秋皆度百歲，而動作不衰；今時之人，年半百而動作皆衰者，時世異耶，人將失之耶。岐伯對曰：上古之人，其知道者，法於陰陽，和於術數，食飲有節，起居有常，不妄作勞，故能形與神俱，而盡終其天年，度百歲乃去。今時之人不然也，以酒為漿，以妄為常，醉以入房，以欲竭其精，以耗散其真，不知持滿，不時御神，務快其心，逆於生樂，起居無節，故半百而衰也。」

一開始黃帝問岐伯：我聽說古時候的人，都可以活到一百歲以上，動作也不會顯得衰老，現在的人才五十歲，怎麼動作就開始衰弱無力了，這是因為時代不同造成的，還是因為現代人不會養生所導致的呢？

光是黃帝這個提問就很有意思了，距離我們兩千多年前的古人，就覺得當時的人生活很有問題，因為不養生，所以身體比前人差；那身為兩千多年後的我們，是否要比他們更注重養生，才有辦法健康又長壽呢？

而養生的關鍵，就在後面岐伯回答黃帝的這段話裡。岐伯說古時候那些懂得養生之道的人，他們會師法天地陰陽自然變化的道理，調和養生的方法和技術，飲食有所節制，規律作息，心裡不會想太多，同時也要避免過度的工作和房事，這樣形體和精神就能夠協調，活到百歲才離開人世。但是現代人過得並不是這樣的生活，把酒當水喝，習慣反常，喝醉酒行房，縱慾過度，使得精力枯竭，真氣耗散，不知道應該保持飽滿的精氣，收斂自己的心神，心中只貪圖痛快與一時的享樂，生活飲食毫無規律，所以五十歲就衰老了。

看到這裡是不是心頭一驚，這不就是你我現在的生活寫照嗎？所以，只要把這些壞習慣改掉，然後照著自然的規律生活，就是很好的養生方法囉。

陳醫師碎碎念

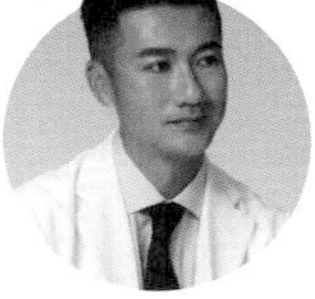

養生就是自然的生活著，很難嗎？

02

改掉 8 個致命壞習慣，輕鬆遠離老胖醜！

・・・

女性朋友們如果想要變美、變瘦、變健康，
就一定要改掉這些壞習慣，才能夠離女神越來越近喔

很多人在身體出現狀況時，都會覺得奇怪，明明生活習慣也沒有什麼改變，為何以前不會怎樣，現在卻感覺不舒服。每次被問到這個問題，我都會回答：「因為你以前十八歲啊，現在呢？」然後再加送個大白眼！聽起來很像玩笑話，但這也是令人難過的事實，倒不是因為回不去十八歲而感到悲傷，而是會有一種老到身體開始不舒服的惆悵。

為什麼隨著年紀增長，我們的身體容易出現毛病呢？最直接

的原因就是歲數大了，元氣日漸衰弱，抵抗力、調適能力也會不如以往，所以年輕力壯時，身體能承受的飲食、生活習慣，於年長之後可能就無法負擔，因此會出現不舒服的症狀。不過，也不要聽我這樣說，以後有任何微恙，就拿年紀當藉口。

通常元氣要消耗到這種地步，都已經到了老年的階段，如果二十～三十歲就有這種情況發生，大概都是生活中有太多的壞習慣，不斷地摧殘身體，導致超過身體的忍耐極限，就會開始產生症狀。

陳醫師碎碎念

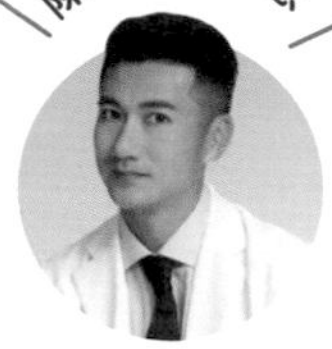

**明知道是不良習慣還一直繼續，
那就是自作孽。**

但偏偏現代人的生活習慣有太多的不得已，或是習以為常，每天不斷地重複，底子再強的體質，也不堪如此折磨，這也是為什麼體弱多病的年輕族群越來越多。所以女性朋友們如果想要變美、變瘦、變健康，就一定要改掉這些壞習慣，才能夠離女神越來越近喔！

壞習慣 1 喜歡吃甜食，造成痰濕體質

很多人喜歡吃甜食，尤其是女生，幾乎每一個都嗜甜如命，不管怎麼樣，總能找到大快朵頤的理由，好像一天不吃就會活不下去。甜食似乎已經變成現代女性舒壓、解經痛和增加幸福感的良藥了。

但甜食除了容易造成蛀牙之外，以中醫的角度來說，還可能會增加身體的痰、濕。痰和濕大家或許不熟悉，我用這樣的比喻來說明：在正常的情況下，身體裡面的津液，應該要像深山裡的河水一樣，乾淨、清澈、流動性佳；痰就像下游被汙染的河流一樣，充滿了髒東西、黏黏稠稠的，岸邊還堆積了很多垃圾；而濕氣就像是剛洗完熱水澡的浴室，整個空間布滿了水氣。所以痰濕對應到身體，就有點像是代謝廢物，像是膽固醇、血脂肪、血糖、尿酸、體脂肪等等。

甜食除了容易造成蛀牙之外，以中醫的角度來說，還可能會增加身體的痰、濕。

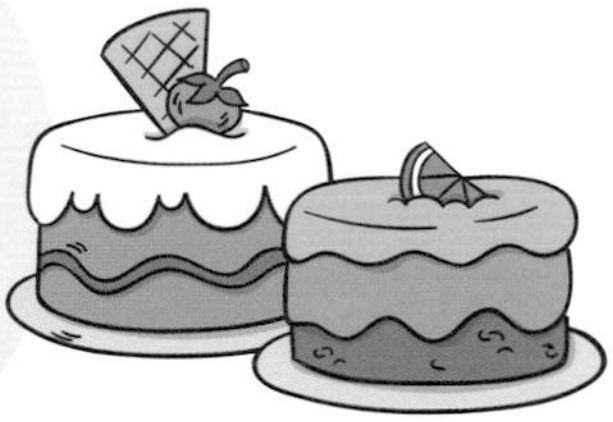

因此中醫有句話說：**「肥人多濕痰」**。除了上述這些可以量化的東西之外，中醫也認為：**「諸帶不離濕」，**所以濕氣重的話，也會造成婦科的分泌物增多，嚴重一點就容易反覆感染。子宮環境痰濕過多，會影響受精卵的著床，導致不易受孕；如果濕氣跑到皮膚表面，會引起皮膚癢、濕疹、手腳汗皰疹、傷口不容易癒合、疤痕色素沉澱、臉色暗沉等狀況，就像浴室的濕氣太重造成牆壁發霉一樣。另外像水腫、大便軟黏等現象，也都和體內的濕氣有關。

▶ 甜食也有隱藏版的恐怖分子

很多人會說，我都沒有吃糖果啊，為什麼還會有這種現象呢？因為生活中有太多隱藏版的甜食，可能每天都會吃到，卻不知道它也屬於「恐怖分子」之一。除了有加糖、吃起來甜甜的東西之外，**廣泛一點來說，凡是高升糖指數者，都可以叫做甜食**，所以過度精緻加工的食品，像是蛋糕、麵包、餅乾、零食，不管吃起來甜的還是鹹的，都統稱為甜點。

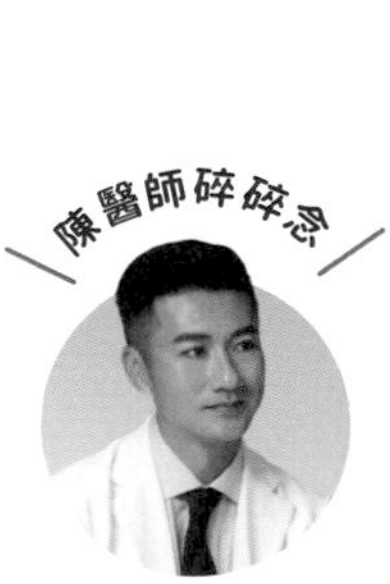

甜食吃多會讓體內痰濕過重，
容易使你變老、變醜、變胖再加上百病叢生，
如果這樣講還不怕，你就繼續吃吧。

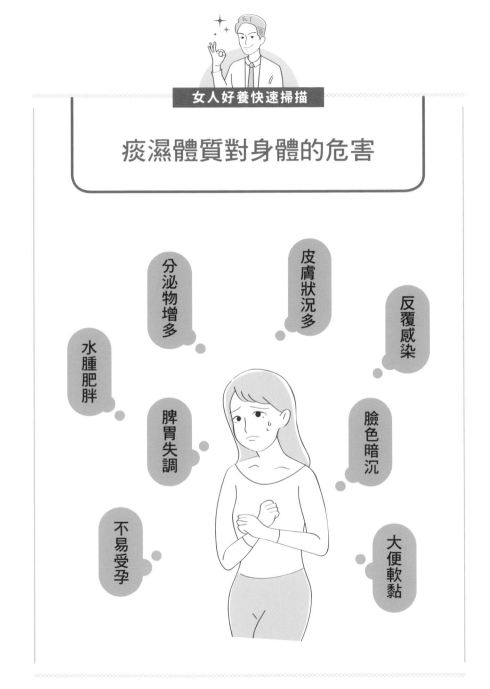

女人好養快速掃描

痰濕體質對身體的危害

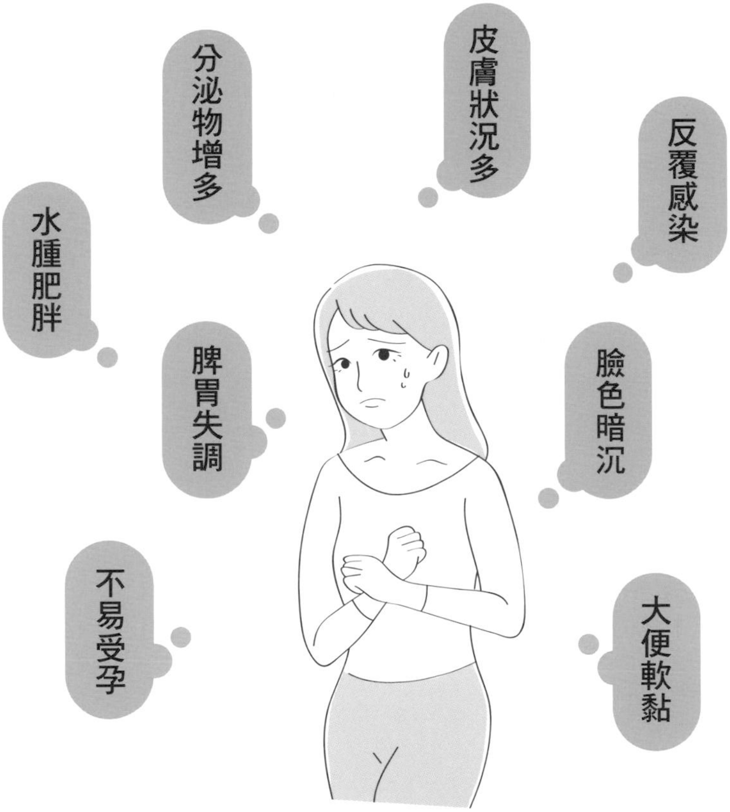

酒精類飲料也會造成體內濕氣，尤其是啤酒，又濕又寒，對女生更不適合，如果能不喝最好，非不得已一定要喝，那就選擇酒精濃度高一點的烈酒，適量小酌趕快裝醉閃人。還有，水果、蜂蜜這些天然的糖分就比較沒有關係，但是裡面有幾個升糖指數比較高的，像是西瓜、荔枝、龍眼、榴槤等，就不要吃太多。

調養對策　曬太陽、運動去痰濕！

總而言之，甜食吃多會讓體內痰濕過重，容易使你變老、變醜、變胖再加上百病叢生，如果這樣講還不怕，你就繼續吃吧。

假使以前不懂事吃太多，造成體內累積不少濕氣，那該怎麼解決呢？最簡單又健康的方法是曬太陽、多運動，快走就是個很好的運動方式。

如果你不運動的理由和吃甜食一樣多的話，那就喝點無糖綠豆薏仁湯或是四神湯。你沒看錯，是綠豆薏仁湯不要加糖，如果真的吃不下去，可以加到飯裡面一起煮，或是加點枸杞、紅棗下去煮，又或是要吃的時候，切點水果一起下去吃，用天然的東西去增加甜味，就會變得很好吃喔。

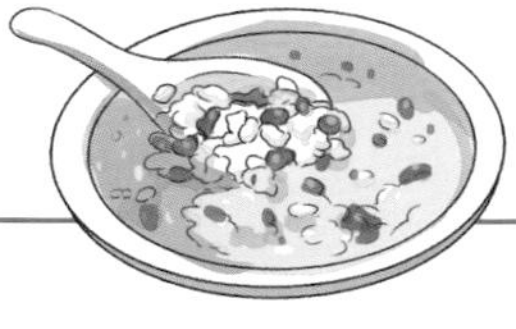

壞習慣 2 愛吃冰，讓寒氣入侵身體

幾乎每個中醫師都嫉冰如仇，大部分的女生也都知道，能不喝冰的就不要喝冰的，不然月經來會肚子痛。但是現在天氣越來越熱，不吃點冰的怎麼受得了，再加上有人從「科學」的角度說，冰的東西到胃裡面，就變得和體溫一樣了，怎麼會傷害身體呢？所以大家對於吃冰，又更加地肆無忌憚了。

其實，冰的東西不能光從溫度的角度來看，除了低於室溫之外，屬性比較偏寒涼的食物，像是瓜類、梨子、橘子、柿子等蔬果，也會造成同樣的傷害，因為中醫理論中，有一個現代科學仍然無法驗證之物，叫做氣。

自然界中，有六種邪惡的氣會傷害人類的身體，亦即風、火、暑、濕、燥、寒這六個壞蛋。把冰的東西吃進體內之後，雖然表面上看起來溫度平衡了，但實際上寒氣也悄悄跟著入侵。

調養對策 祛除寒症，你運動了沒？

中醫認為「寒主收引」，就像人一遇到天氣冷時，就會蜷縮起來不想動一樣。身體感受到寒氣之後，皮脈筋肉會緊縮在一起，經絡氣血的循環也會不好，容易造成關節疼痛、筋骨僵硬、頭痛、呼吸道過敏等現象；在女生身上就會引起經痛、月

經血塊、手腳冰冷、臉色蒼白、氣色不好等狀況。

看到這裡你一定會反駁，外國人還不是都喝冰的，他們生完小孩立刻喝冰水也沒在怕，為什麼我們不行？道理其實很簡單，除了先天體質強度上的差異之外，愛喝冷飲又身體健康、身材健美的外國人，他們一定很喜歡曬太陽和運動，這些都是可以排除體內寒氣、濕氣的方法，在還沒有養成運動、曬太陽的習慣之前，最好不要學他們大口大口吃冰，才不會讓寒氣傷害身體。

壞習慣 3 每天都晚睡，加速老胖醜！

現代人工作忙碌，常常加班到很晚才能回家。即使回到家中也不能馬上休息，還要忙小孩、做家事，等到一切處理妥當後卻捨不得睡覺，因為終於可以享受一個人的時光了，當然要把握機會滑滑手機、追追劇，所以每天都處於睡眠不足的狀態。

很多人已經習慣每天睡少少，但睡眠時間點和長度其實是很重要的。人生活在這大自然之中，本來就應該日出而作、日落而息，可是這對現代人來說，簡直是不可能的任務。以經絡循行理論而言，晚上十一點到凌晨一點走膽經，凌晨一點到三點走肝經，這兩個經絡循行的時間，如果身體有充分的休息，隔天就能活力滿滿，長期下來身體會更健康，情緒也可以更穩定。

調養對策 請睡好睡滿七小時

建議儘量在十一點以前就要入睡，如果真的做不到，那最晚一點以前也要睡著。必須睡足七個小時，膽經睡不到，至少肝經循行的時間一定要好好休息。肝為將軍之官，如果將軍累壞了，無法正確指揮身體的氣血運行，健康就容易出大亂子。

而睡眠對於屬陰的女性朋友們更是重要。我們常說女人是水做的，如果陰分充足，看起來就會比較陰柔，不會太過陽剛，皮膚也 Q 彈水嫩，月經規律。晚上睡覺是補陰、補水的時間，如果長期晚睡或缺乏睡眠，身體的陰分、水分就會相對不足，人看起來偏向陽剛，身體會常常覺得燥熱，皮膚得不到水分滋潤，當然容易長痘痘、細紋、暗沉、斑點。再嚴重一點，還會導致內分泌失調，發胖、月經混亂，甚至影響卵子品質，造成不孕。

不管生活再怎麼忙碌，務必要在一點以前入睡，並睡足七個小時，才不會急速變老、變醜、變胖喔！

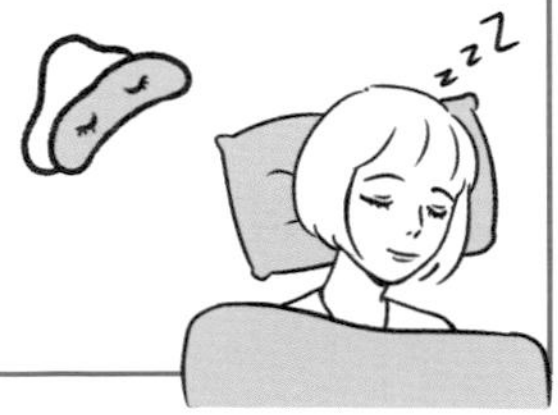

壞習慣 4　經常感受壓力大且無法紓解

自古以來，因為宗族制度以及「男主外、女主內」的思想，導致女性的地位偏低，而形成男尊女卑的現象。雖然近年來男女平等已經受到法律保障，但是現代女性仍然要面臨很多問題和困難。

如傳統觀念根深蒂固，大部分的人仍然認為，女性應該要打理好自己的家庭，所以職業婦女常常要蠟燭兩頭燒，不只工作量大，壓力也大，而這個苦也只能往肚子裡吞，久了就會對身體造成傷害。

陳醫師碎碎念

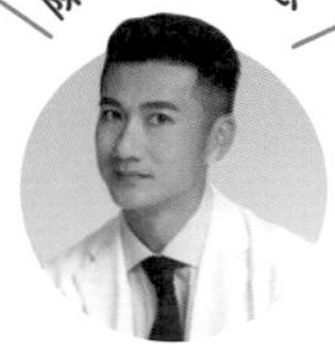

話說回來，男人的壓力就不大嗎？
工作、家庭都要勞心勞力，也是苦啊！

▶ 情緒很傷肝

中醫認為「肝主疏泄，調暢情志」，也就是說情緒和肝氣有關。肝氣順暢，情緒就會穩定，反之，情緒緊繃、個性壓抑、急性子、壓力大，心情沒有得到適當的抒發，就會引起肝氣鬱結。

氣滯血瘀久了，肝經經過的地方就容易有無形的氣結、或長出有形的東西，像是越來越常見的甲狀腺結節、水泡、胸部纖維囊腫、腺瘤、子宮肌瘤、瘜肉等，或是月經前胸部脹、肚子悶痛、月經要下不下，都和肝氣鬱結有關係，可見情緒也是會影響到身體健康的。

其實重點不在於壓力有多大，而是怎麼面對壓力及如何把壓力釋放掉，不要放任它留在身體裡恣意攻擊。像是找人聊聊、出去散散步，或是做一些能讓自己放鬆、放空的事情，都是很好的方法。

另外，也有人會說，從年輕到現在個性就是這麼急，改不了的。當你認知到自己是急性子，就已經成功了一半。像我年輕時的個性也很急，後來用了一個方法，才慢慢把性子變慢，如果你也和我有同樣毛病，不妨試試看。

調養對策 深呼吸、放慢步調

不管是走路、騎車、或是開車，在經過路口的時候，看到燈號開始閃爍，準備要轉黃燈、紅燈了，或是倒數的秒數所剩無幾，急性子的你是不是會加足油門或是手刀衝過馬路？

下次不妨深呼吸，放鬆心情停下腳步或是鬆開油門，等下一次綠燈再過去，平常多練習，哪一天又急起來了，就會想到應該要放慢步調。待情緒緩和了，肝氣不致過旺，身體自然就會健康。

壞習慣 5 藉口一大堆，就是不愛運動

雖然近幾年越來越多的女性朋友加入運動的行列，但是不喜歡運動的還是占多數。大部分的女生是能躺就不會坐，能坐就不會站，而且很奇怪，講話、吃東西嘴巴都不會痠，追劇追再晚都不會累，逛街可以走一整天不用停下來，一運動就全身痠痛喊吃不消。

門診中，我很常鼓勵女性病人去做運動，她們除了翻白眼給我看之外，總能在三秒鐘之內，說出不運動的理由，像是流汗就不美，運動會長肌肉變成金剛芭比，或是已經很瘦了不需要運動。

你是不是也常把這些千奇百怪的理由掛在嘴邊？會有這樣的想法，就代表你對運動有很大的誤解。其實運動只不過是找回我們原始的本能，大家試著回想一下，幾千年前的人類還住在山洞的那段時光，得靠雙腳去移動身體，靠雙手去打獵、種菜、摘水果來吃，被野獸追趕就必須要拔腿狂奔的樣子。

調養對策 要美要健康，先去運動再說！

現在的社會非常便利，使我們失去很多運動的機會，因此衍生出一大堆疾病、不舒服，像是骨質疏鬆、腰痠背痛、關節退化，或是女生在意的肥胖、體態不勻稱、肌肉鬆垮，骨盆腔肌肉無力，嚴重的還會引起漏尿、子宮脫垂，甚至是性生活的問題。

不少人把運動和減肥劃上等號，好像運動就會變瘦，或是想運動的都是胖子，瘦子不需要。其實真正的健康並不是骨瘦如柴，而是要帶點肌肉的自然線條，很多人瘦到連肌肉都不足，年紀大一點可能會因為缺乏肌肉而容易跌倒，甚至引發其他嚴重的疾病。

除了肌肉、體態之外，更重要的是運動可以帶來好體能。大家也不用把運動想得太嚴肅，似乎非得上健身房重訓、做TRX，或是去跑馬拉松才叫做運動。**最好的方式應該是要融入生活中，找機會多走路，茶餘飯後少追一集戲劇，到外面公園或是學校操場去走個半小時；不想出門的話，在家裡可以做點簡單的拉筋動作，訓練一下核心肌群，或是針對骨盆腔底的肌肉加強訓練**，這些對於身體健康都會有很大的幫助。

壞習慣 6 經常憋尿，甚至不敢喝水

膀胱大約有四百毫升的容積，可以暫時儲存由腎臟製造，經由輸尿管輸送下來的尿液。正常來說，一天需要排尿四到八次，每次大約兩百到三百五十毫升。如果超過這個量沒有排出，就會有尿急、脹尿的感覺，叫做憋尿。

女生常常覺得公共場所的洗手間不乾淨而憋尿，或是長時間工作、開會忙碌而忘了去上廁所，也因此而不敢喝水。水喝不夠會引起更多的問題，後面會再詳述。

因為結構的關係，女生的尿道比男生還短，所以長時間憋尿，無法有尿液經過尿道口把細菌沖走，大量細菌在尿道聚集，就會引起發炎；同時因為膀胱累積的尿液太多而脹大，膀胱黏膜會因為血管被壓迫而缺血，當勞累過度、壓力太大、抵抗力不好的時候，細菌就會趁虛而入導致膀胱發炎。

因為膀胱壁變得敏感，造成只要累積一點點尿液，就會急著上廁所，但是尿量都不多；而且小便的時候也會因尿道黏膜發炎有灼熱感，嚴重一點還會有血尿的情形。如果沒有及時處理，細菌沿著輸尿管往上跑到腎臟，就會造成腎臟發炎，或尿液滿到腎臟引起積水，有可能引發尿毒症等併發症，最後得靠洗腎度日！

另外，長期憋尿有可能會使膀胱過度脹大、肌肉變薄，致使纖維化而影響彈性，久了之後因膀胱收縮力變差而造成疼痛、頻尿或是尿不乾淨。以中醫的角度來看，泌尿系統的感染，大部分都和火氣大有關，尤其是心火移熱至小腸、下注膀胱，而引起頻尿、小便量少、顏色偏黃、小便時有灼熱感，同時舌頭會出現舌尖紅、舌頭破、口乾舌燥、心浮氣躁等心火旺的症狀。

調養對策 **憋尿問題大，注意個人衛生！**

夏天五臟屬心、六淫屬火，一到夏天心火特別容易變大，所以女性朋友們要時刻提防泌尿系統發炎的問題。一定得多喝水、少吃甜食、不憋尿，注意個人衛生、注重清潔，多淋浴、少盆浴，充分休息、睡眠要充足，一旦有上面提到的症狀，就要趕快就醫，才不會造成更嚴重的傷害喔！

壞習慣 7 怕水腫不愛喝水

水是自然界最好的溶劑，任何養分要進入人體，或是廢物要排出體外，都得靠水來運送。但是愛美的你一定會說，沒喝多少水就已經腫成這個樣子，再多喝一點還得了。其實會水腫一定有原因，不是水喝太多，而是水沒辦法順利排除，所以水腫是身體機能出了問題或是有潛在疾病，所產生出來的一種症狀。

▶ 四種常見的水腫原因

第一種是疾病造成的。像是肝硬化、心臟衰竭，還有腎臟病等等，這種通常會造成全身對稱性的水腫。如果是單一隻腳或手的水腫，就要注意是不是深層靜脈栓塞、蜂窩性組織炎、淋巴阻塞或是痛風等疾病。

第二種是飲食造成的。像是吃太鹹、重口味、醃漬品，或是飲料、甜點這些含有高糖分的食物，都會導致體內鈉離子失衡，而造成水腫。

第三個水腫的原因是荷爾蒙造成的。尤其是女生一到排卵後、月經前，黃體素濃度升高的時候，也會有周期性的水腫。另外像是服用避孕藥、打排卵針，也可能引起水腫。

第四個水腫的原因就是體質。從中醫的角度來看，五臟六腑出現問題，都有可能會導致水腫，尤其是脾氣虛或是腎氣虛者。像是吃東西不規律、有一餐沒一餐的，過度節食、或是正餐不吃又愛喝冷飲的人，就有可能變成脾虛體質；晚睡、熬夜、勞累過度或是久病重病的人，多半會演變成腎虛體質。這些人一定要把不良習慣改掉，體質調養好，才能夠避免水腫。

調養對策　一日喝水量是體重×30，聽到了沒？

除了上述這四種原因，我們平常到底要怎麼喝水？而量是多少呢？正常來說，成年人一天的喝水量，大約是體重的三十倍，也就是說一個五十公斤的人，一天就要喝一千五百毫升的水分。如果正在減肥，一天就要喝到體重的五十倍，也就是兩

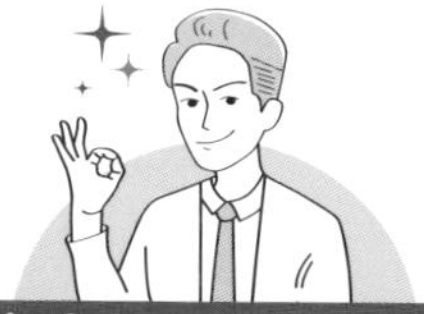

女人好養快速掃描

常見的水腫原因

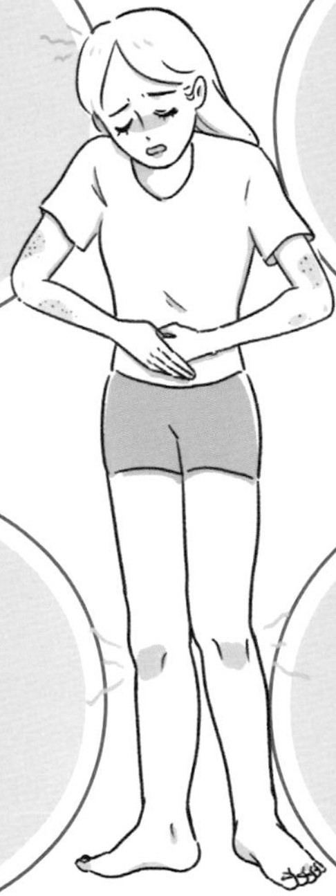

01 疾病
- 肝硬化
- 心臟衰竭
- 腎臟病

02 飲食
- 吃太鹹
- 愛吃甜點

03 荷爾蒙
- 排卵後、經前，黃體素濃度升高。

04 體質
- 五臟六腑出問題，如脾氣虛、腎氣虛者。

千五百毫升。運動前、中、後更要多補充水分，水喝太少，身體會以為遇到旱災了而啟動儲水機制，讓水分儘量保留在體內，所以水喝不夠反而會水腫。

喝的東西有無限制呢？寬鬆一點來說，**只要是無糖、不冰的液體都可以**；嚴格一點的話，當然是白開水最好，如果是含有咖啡因的茶或是咖啡，就不能算在一天所需的水量裡面。

白天的時候多喝一點，晚上就不要喝太多，小口小口喝就好，以免夜尿影響睡眠。另外，喝水不能豪飲，大概每半小時喝兩百毫升左右就夠了；如果喝太快，一小時喝超過一千毫升，就有可能引起低血鈉症，也就是俗稱的「水中毒」。

假使喝了水之後十分鐘就想尿尿、喝完水還是覺得口渴，或是在大量流失水分之後，建議要連同電解質一起補充，像是運動飲料或是鹽巴水，都是很好的選擇。

陳醫師碎碎念

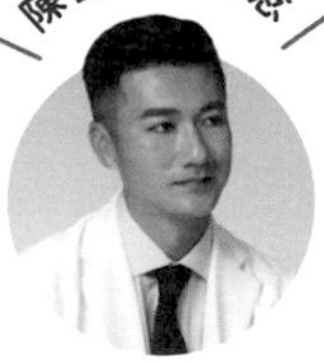

你是胖，不是水腫，不要怪喝水喝太多！
每日水量 (c.c.)= 體重 (公斤) X30

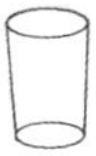

壞習慣 8 一直在胡亂減肥，還減不下來

很多人把減肥當作畢生的志業，乍聽之下好像很有恆心和毅力，但是你有沒有想過一個問題，為什麼減肥會容易復胖，且要一減再減呢？其實答案很簡單，就是亂減肥。當聽到一些新奇的減肥方式，看別人用了有效就跟著用，但是通常都得不到好的結果，靜下心回頭想想，這個過程是不是一再重複上演呢？

我在門診中，也常聽到病人敘述各式各樣、千奇百怪的減肥方式，我把它們簡單分成三大類，如果你也常常在減肥，那也一定用過這些怪招。

▶ 1. 改變太過極端

這絕對是每個減肥的人必犯的錯誤。想一下，當發現自己突然變胖的時候，你會怎麼做？不外乎是不吃晚餐、不吃白飯，想盡辦法讓自己挨餓，肚子扁了，瘦了幾公斤，就再也瘦不下去，因為節食只是讓腸胃道裡面的東西變少了，再加上營養不足導致脫水，體重才會下降，除非這樣的生活習慣能夠維持一輩子，否則一旦恢復正常飲食，很快就會復胖。而且人是喜歡安穩地活在舒適圈之中，**當飲食習慣突然做了很大的改變，身體就會產生保護機制來相抗衡，把代謝降低下來，反而更不容易變瘦。**

▶ 2. 動靜失衡

現代生活越來越便利，相信你我都一樣，有電梯就不會走樓梯，停車位一定要找最近的，出門買東西再近都要騎車，所以活動量變得越來越少。但是一到假日就去爬山、跑步，突然大量運動，一個禮拜有五天身體是處於安逸狀態的，所有的運動量都集中在假日那一兩天的時間。如同前面所說的，突然極端的改變生活習慣，身體會產生保護機制來對抗改變，反而不容易提升代謝。

▶ 3. 減肥不敢讓人知道

很多人發現自己變胖之後，就會默默地去跑步、上健身房，或是偷偷來找我減肥。或許是胖了不好意思說，但是大家都看得出來好嗎？所以啊，要減肥應該大方一點說出來，這樣親朋好友們就不會再約你去吃大餐、或享受蛋糕甜點，而且**當眾人皆知你在減肥，你就有只許成功不許失敗的壓力**，最好再找一個和你一樣需要甩掉贅肉的朋友，有伴一起運動、一起瘦身，彼此互相督促和支持，才更容易成功。

陳醫師碎碎念

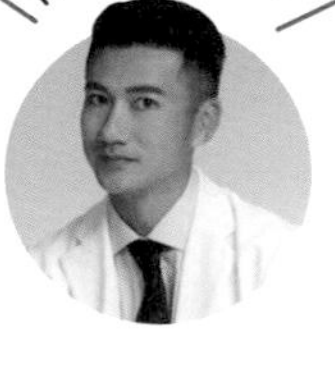

不要看別人，
你自己就是身體健康的豬隊友！！

Q. 月經來不能洗頭髮？頭髮沒吹乾就會頭痛？

門診中常常有病人問我，月經來是不是不能洗頭？聽說一洗頭月經就會不見，經血排不乾淨子宮就會得癌症……相信你也一定聽過類似的說法，但不管從西醫或是中醫來說，這都是無稽之談，不要懶得洗頭，就隨便拿個理由來搪塞好嗎？

會有這樣的說法，是因為很多人以為經血是髒血，可是這些血也是身體正常的血液，只是會夾雜子宮內膜一起排出來，會讓你誤以為它們很髒，留在體內就會得到癌症一樣；更何況這些血不會停留在子宮裡面，只要子宮一收縮，它們就會流出來，就算內膜沒有真的剝落完全，通常也會被人體吸收掉，所以經血排不乾淨和癌症一點關係也沒有。

從中醫的觀點，頭為諸陽之會，所有的陽經都會通過頭部。月經來的時候，人體的氣血本來就會相對不足，如果洗了頭又吹到冷風，就有可能讓經絡感受到風寒，寒主收引，就容易造成血管、肌肉的收縮，而引起頭痛、經血量突然變少、甚至感冒等現象。

所以這邊的重點並不在洗頭，而是洗完頭之後沒有把頭髮吹乾，吹到冷風後才會引起上述症狀，所以只要洗完頭髮後吹乾，就不會有月經突然停止、或是洗頭會頭痛這種事情發生了。萬一洗完頭真的不小心吹到風，而引起頭痛等不舒服的感覺，那也不用太擔心，只要盡快把風寒趕出去，像是喝點薑茶，或是用吹風機吹後頭部或是肩頸的地方，很快就可以緩解了。

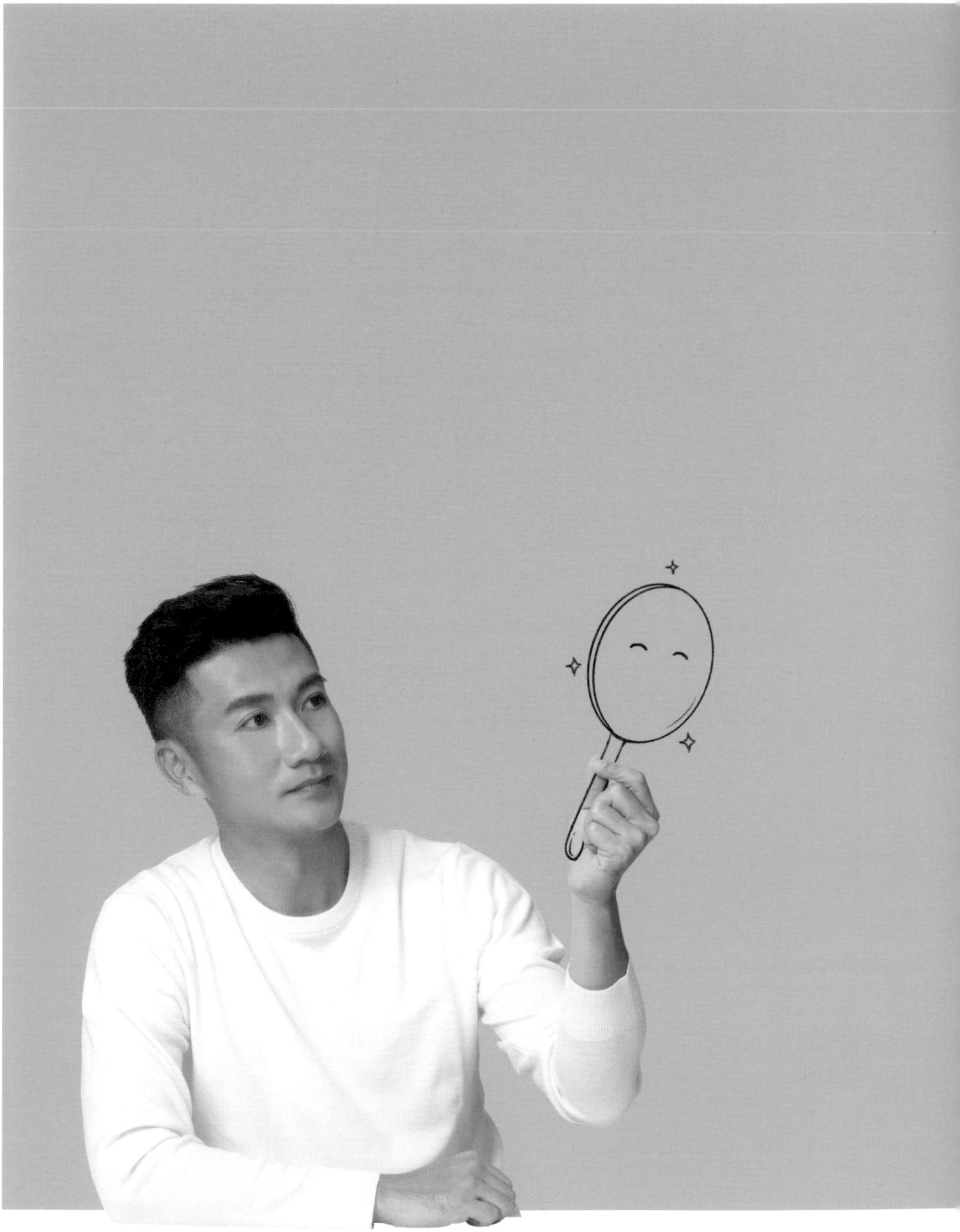

CHAPTER

02

分齡養生，一生美人！

女人每 7 年的體質會有大變化！

了解每個階段該調養的重點，清楚有效！

01

女人每7年
一次體質大變化

• • •

只要了解不同的年齡階段，身體會有什麼變化，

以及會產生何種症狀，就知道每個階段該調養的重點在哪裡。

我們常說知己知彼百戰百勝，想要戰勝對手就要清楚對方的底細，知道對方要出什麼招式，我們才能事先預防。這個觀念用在身體健康上，是最適合不過的，因為現在養生的觀念已經慢慢深植人心，具體該怎麼做，前面有說過一些基本的原則，但是實際執行還是不知道該從何做起。

很多時候，我們甚至會認為是不是因為年紀的關係，才會造成身體的不舒服，或是乾脆就安慰自己，老了就是會這樣，不用

太在意。其實這樣的說法只對了一半，因為年紀一定會變大，但是身體不一定要不舒服啊！

人過了一定的歲數之後，五臟六腑的機能會開始慢慢走下坡，難免會產生一些有別於年輕時候的症狀。雖然該來的躲不掉，但是我們還是可以努力延緩它的到來，就像三十五歲後，臉部就開始產生細紋、斑點、焦黃，而透過養生的方法，便能延緩個幾年才出現。

《黃帝內經 · 上古天真論》這一篇主要是從先天真氣，也就是腎氣的角度，來闡述預防重於治療的養生觀念，同時也說明了保養先天真氣來防治疾病、延年益壽的原則和道理，還有在人體生長發育的過程中之重要性。它描述了**腎氣從無到有、從有到盛、再由盛到衰的經過，女生每七年、男生每八年腎氣以及身體的階段性變化**，也因此只要我們了解不同的年齡階段，身體會有什麼變化，以及會產生何種症狀，就知道每個階段該調養的重點在哪裡，自然就不會無所適從、不了解該從何處開始養生了。

逆齡的祕密藏在數字 7

「帝曰：人年老而無子者，材力盡耶，將天數然也。

岐伯曰：女子七歲，腎氣盛，齒更髮長；二七而天癸至，任脈通，太衝脈盛，月事以時下，故有子；三七，腎氣平均，故真牙生而長極；四七，筋骨堅，髮長極，身體盛壯；五七，陽明脈衰，面始焦，髮始墮；六七，三陽脈衰於上，面皆焦，髮始白；七七，任脈虛，太衝脈衰少，天癸竭，地道不通，故形壞而無子也。」

黃帝問說：人老了就不能生小孩了，是因為精力衰竭，還是本來就會這樣呢？

岐伯回答說：女生到了 7 歲，腎氣旺盛起來，乳牙開始換成恆牙，頭髮也逐漸茂盛；14 歲的時候，天癸到來，任脈通暢，太衝脈也跟著旺盛，月經報到，也具備生育的能力了；21 歲的時候，腎氣充滿，牙齒長得差不多了；28 歲的時候，筋骨強健有力，頭髮長得很茂盛，身體最為強壯；35 歲的時候，陽明經脈氣血開始衰弱，臉慢慢變得憔悴，頭髮開始脫落；42 歲的時候，三陽經脈氣血都衰弱了，臉部變得憔悴焦黃，頭髮變白；到了 49 歲的時候，任脈氣血衰弱，太衝脈的氣血也不夠了，天癸枯竭，月經停止，形體衰老，沒辦法再生小孩了。

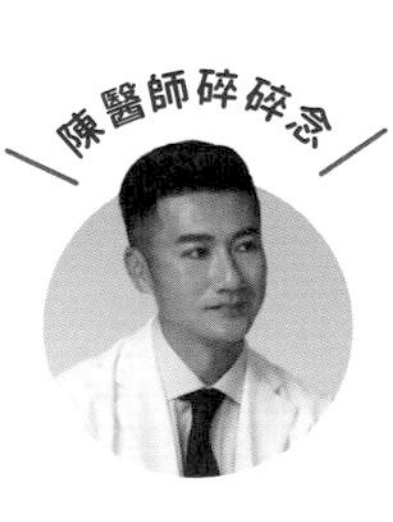

女人的身體 7 年一次大改變，你掌握住了嗎？

「有諸內，必形於外」月經是健康的照妖鏡

很多女生都會覺得月經來很麻煩，每個月都要為這件事傷透腦筋，不但身體不舒服，連心情都會大受影響。但我覺得女性朋友們，要感謝老天爺為你們創造了月經，讓你們可以藉由觀察月經的型態，來了解自己的身體變化。

「有諸內，必形於外」，五臟六腑有什麼改變，一定都會表現出來，所以一旦月經型態有所變化，即代表身體內部出了狀況，就該去找醫生幫你看看哪裡需要調理一下，讓下個月的月經可以乖乖正常地來。如果不去調理，身體內部的這些改變，不只會影響月經型態，還有可能引起其他的疾病，所以各位要珍惜有月經的時光。

除了月經的問題，女性朋友們還有很多事情要擔心，例如頭髮有沒有烏黑亮麗，皮膚有沒有晶瑩剔透、吹彈可破，胸部大小有沒有適中，要怎麼保持少女般苗條緊緻身材，容不容易懷孕，產後月子怎麼坐，更年期來了怎麼辦……真的是從年輕煩惱到老。

上面那段文章用簡單的幾個字，就把每個女人一生所遇到的麻煩都寫進去了，接下來我就照著各個階段來解釋給大家聽，同時也會傳授解決的方法，只要乖乖照著做，不僅可以凍齡駐顏，還有機會逆齡喔！

女人 7 年一個坎
身體與外貌的變化

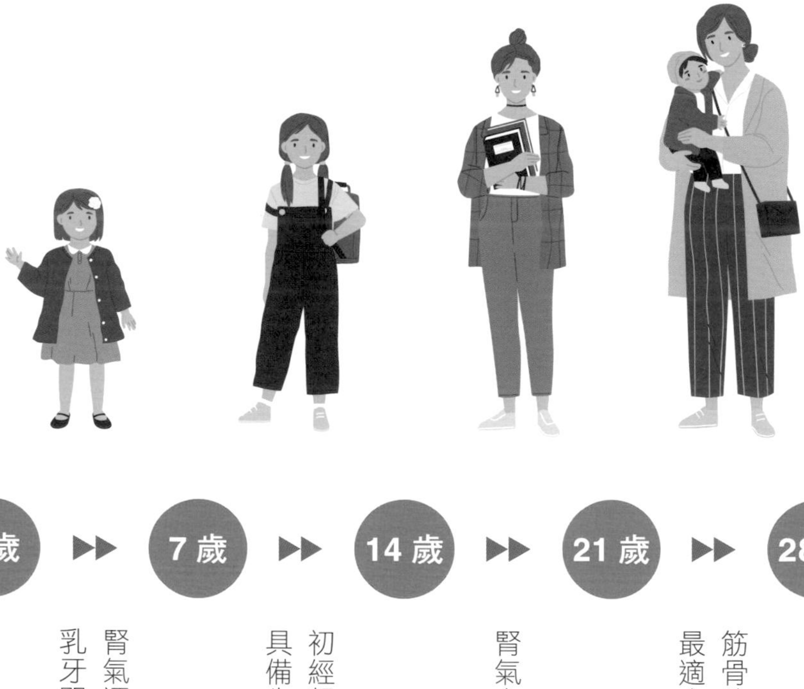

0歲 ▶▶ 7歲 ▶▶ 14歲 ▶▶ 21歲 ▶▶ 28歲

0歲：腎氣逐漸旺盛，乳牙開始換成恆牙

7歲：初經報到，具備生育能力

14歲：腎氣充滿，活力充沛

21歲：筋骨強健、最適合生育

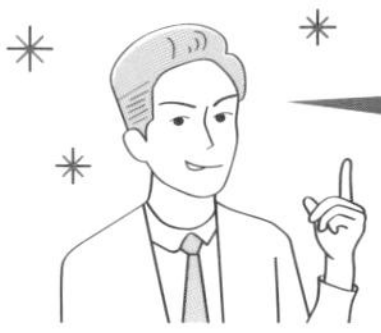

女人想延緩衰老，
就得好好養生！

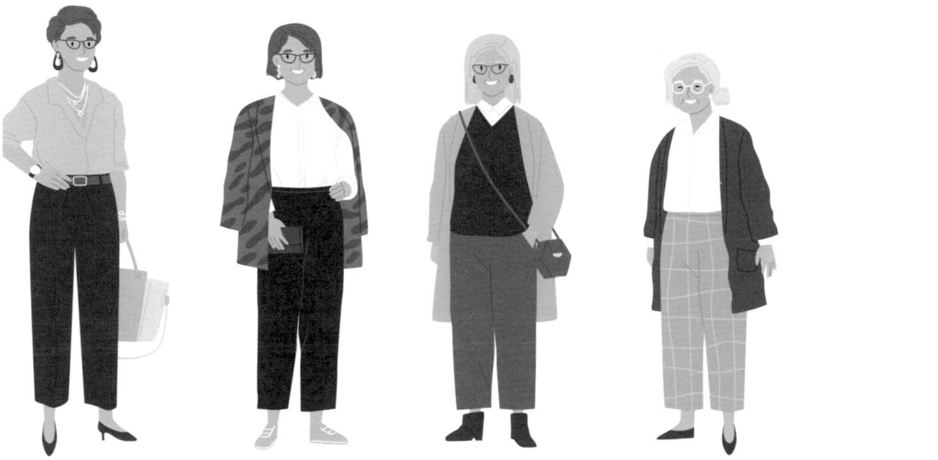

35 歲

氣血開始衰弱，
健康走下坡

42 歲

氣血不足，
老化來報到

49 歲

絕經，更年期來臨

49 歲之後

形體開始衰老

「女子 7 歲，腎氣盛，齒更髮長」

第一階段
0 至 7 歲

注意！養骨骼、換牙齒、護眼睛

調養小筆記

- 爸媽要觀察孩子是否有生長遲緩
- 護眼習慣從小做起，不能馬虎

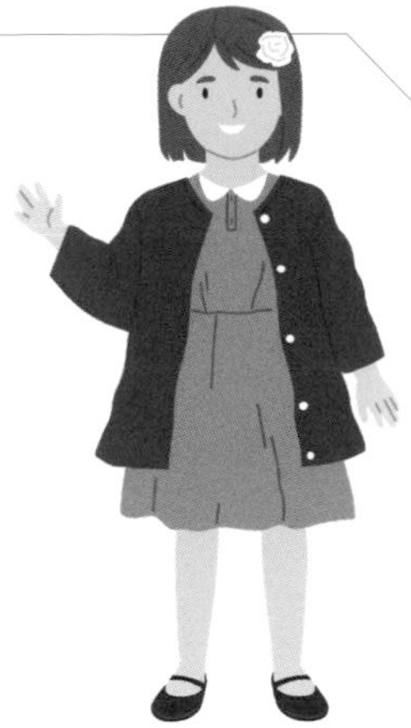

注意幼兒的發育是否正常

小女孩長到 7 歲的時候，身體裡的腎精會轉變成腎氣，開始推動生長發育的功能。此時，就會掉乳牙，長恆牙。本來黃黃細細的頭髮，會逐漸變得烏黑亮麗。也就是說，當小女孩來到七歲左右，乳牙掉了，恆牙很慢才長出來，或是長得短短、黃黃、歪七扭八的，抑或頭髮還是黃黃細細，仍然是個黃毛小丫頭，就要**注意是不是腎氣不足**。如果是的話，要盡快給予適度的調理，才不會影響到後續的發育。

中醫古籍對於小兒生長發育障礙的病證，有相當多的論述，大概可以總括為五遲和五軟兩大類。五遲就是發育遲緩，即立遲、行遲、語遲、髮遲、齒遲；五軟則是以痿軟無力為主要症狀，像是頭軟、口軟、手軟、足軟、肌肉軟。

有些是因為小孩的先天稟賦不足所引起的，例如父精不足、母血氣虛，或是母親懷孕時患病、吃藥傷害等不利於胎兒的因素，又或是早產、難產導致先天精氣未充，髓腦未滿，臟器虛弱，肌肉筋骨失去濡養而成。這種類型的狀況通常會比較嚴重一點，預後也較差。

如果是後天因素造成的，像是產後護理不當、飲食不足、哺養失調，或是體弱多病，大病後失於調養，導致脾胃虧損、氣血虛弱而成，則及時治療就有機會康復。

小孩到了兩至三歲還不能站立、行走，就是立遲、行遲；出生的時候頭髮很少，隨著年紀增加頭髮依然稀疏，就是髮遲；乳牙長得慢，或是遲遲不換、不長恆牙，就是齒遲；一到兩歲還不會說話就是語遲。周歲前後頭頸部比較軟弱下垂，無法抬頭，稱為頭項軟；咀嚼困難或是常常流口水，稱為口軟；手臂軟弱無法握、舉，稱為手軟；兩至三歲還無法站立、行走，稱為足軟；肌肉鬆軟無力稱為肌肉軟。

總括來說，**五遲五軟主要是因為五臟不足、氣血虛弱、精髓不充，導致生長發育障礙。**肝主筋，腎主骨，脾主肌肉，人若要能站立、行走，需要筋骨、肌肉的協調運動，如果脾肝腎不足的話，筋骨、肌肉失去濡養，就會出現立遲、行遲，頭頸部軟而無力，

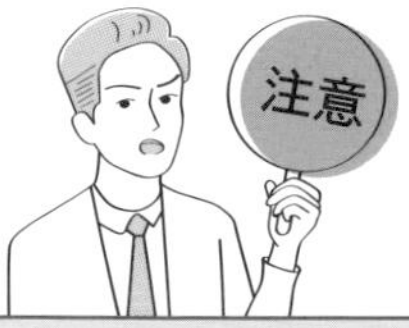

小兒生長發育障礙的病證

五遲 以「發育遲緩」為主要症狀	五軟 以「痿軟無力」為主要症狀
• **立遲** ▸ 小孩到了 2~3 歲還不能站立。 • **行遲** ▸ 小孩到了 2~3 歲還不能行走。 • **語遲** ▸ 一到兩歲還不會說話。 • **髮遲** ▸ 出生的時候頭髮很少，隨著年紀增加頭髮依然稀疏。 • **齒遲** ▸ 乳牙長得慢，或是遲遲不換、不長恆牙。	• **頭軟** ▸ 周歲前後頭頸部比較軟弱下垂，無法抬頭。 • **口軟** ▸ 咀嚼困難或是常常流口水。 • **手軟** ▸ 手臂軟弱無法握、舉起。 • **足軟** ▸ 2~3 歲還無法站立、行走。 • **肌軟** ▸ 肌肉鬆軟無力。

無法抬起來，手軟無力，也會下垂難以上舉，腳軟無力，就難以行走。

另外，齒為骨之餘，如果腎精不足，牙齒就會長得比較慢；髮為血之餘、腎之苗，假使腎氣不足、血虛的話，頭髮自然長得慢、或是偏向稀疏枯黃；言為心之聲，腦為髓海，如果心氣不足、腎精不充、髓海不夠，言語發育即會趨於遲緩，智力發展也容易差一些；脾開竅於口，主肌肉，假如脾氣不足，嘴巴就會比較沒力氣，咀嚼困難。

0-7 歲生長重點 1 長骨骼、換牙齒的注意事項

這個階段的小孩，身體會面臨人生中第一個比較大的事件，就是換牙齒。

人一輩子會有兩副牙齒，分別是乳齒和恆齒。以前的人說七坐、八爬、九發牙，現在的小孩大概從六個月到兩三歲之間，會將二十顆乳齒逐漸發育完成，而恆齒會在六～十三歲間，逐漸替換掉乳齒，最後擁有二十八～三十二顆牙齒。

中醫認為腎主骨、齒為骨之餘，如果超過一歲都還沒有長牙齒，或是乳齒脫落後恆齒遲遲未長出，就有可能是因為腎精不足，導致牙齒的發育變慢；而腎精不足，同時也會造成生長發育的遲緩。所以一旦有上述現象，還是要尋求專業醫師的意見，以免延誤治療。

小孩換牙期間，父母也不用太過於緊張，但還是要注意乳齒和恆齒的生長狀況。如果發現恆齒長出後乳齒遲遲未脫落，就要請牙醫評估是否需要將乳齒拔除。平常要督促小孩刷牙，一天至少兩次，同時也要教導他們正確的刷牙方式。除了刷牙之外，每次吃完東西最好要漱一下口，保持口腔清潔。

換牙期間，要讓小孩多吃高纖維蔬菜，或是有一定硬度的食物，保持對乳齒的刺激，促使它按時脫落，同時透過咀嚼，促進牙床、骨頭的發育。千萬不要捨不得小孩子咬太久，或是怕他咬

不爛、吞不下去，就幫忙把食物剪碎，或是讓小孩吃太過於精緻的食物。

現在的小朋友往往飲食過於精細，咀嚼太少，會使得骨頭的發育不良，恆齒長出來之後空間不夠，互相擠壓錯位，而影響排列整齊和美觀，之後還有可能因為清潔不易而引起牙齒更多的毛病，增加醫療的負擔。

0-7 歲生長重點 ❷ 護眼需從小做起，不可輕忽

近視是全世界最普遍的眼睛疾病，且罹患的人口每年都在增加。根據統計，全台灣大約有 80 ～ 90％的成年人有近視，也就是說，將近有兩千萬的台灣人視力不佳；其中大於六百度的高度近視比例更達 20％，這真是一個非常恐怖的數字。

近視形成的原因還在研究中，但一般認為可能的因素包括：基因遺傳、環境、行為、早產、發育不全、疾病等。它的發生大概有兩個高峰期，一個是七～八歲，一個是十三～十四歲左右。一旦罹患近視，就會以一定的速度增加度數，年紀越小速度越快，一年至少增加一百度以上，直到十八歲左右，視力才會慢慢穩定下來，不再急速增加。

亦即越早開始近視的小朋友，以後變成高度近視的機會就越

大，而高度近視引起的併發症很多，像是視網膜剝離、黃斑部病變、青光眼、白內障，這些都有造成失明的風險，所以避免近視產生，就不會有那麼多的問題和煩惱。

調養對策　護眼習慣不能馬虎！

根據幾年前的調查發現，小學一年級的新生，每五個就有一個近視，也因此從小就要養成保護眼睛的好習慣，最重要的是，必須避免長時間、近距離用眼以及休息時間的掌握。

該怎麼做我想大家應該也都聽膩了，但我還是要再碎碎唸一次：少用 3C 電子產品；看電視時間一天以一小時為限，看書、寫字距離不要太近；近距離用眼二十分鐘，就要休息五分鐘，讓眼睛去看看遠方；休息的時候，可以兩手搓熱，輕輕放在眼睛上熱敷或是用手指頭輕輕按壓眼眶周圍，也都有助讓眼睛舒緩。假日應該多帶孩子到戶外活動，除了能夠望遠，也可以避免他們沉溺於電視或是 3C 產品上。

除了用眼習慣需要改變，均衡的飲食也是讓小孩視力正常發展的重要推手，例如多攝取深色蔬菜、胡蘿蔔、青椒、黃椒、菠菜、玉米、枸杞等，含有葉黃素、深色素的天然蔬果；另外，要避免吃太多的飽和脂肪酸，或是過度加工的食物、甜食，或是油炸、刺激性強的食物，減少發炎物質去傷害眼睛的機會。

OK!

**含有豐富的
葉黃素、深色素蔬果**

深色蔬菜、胡蘿蔔、青椒、黃椒、菠菜、玉米、枸杞

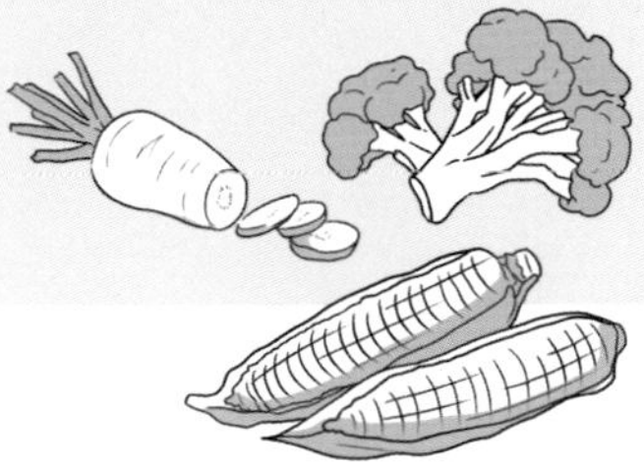

NG!

**容易導致發炎、
傷害眼睛食物**

太多的飽和脂肪酸、過度加工的食物、甜食，油炸、刺激性強的食物

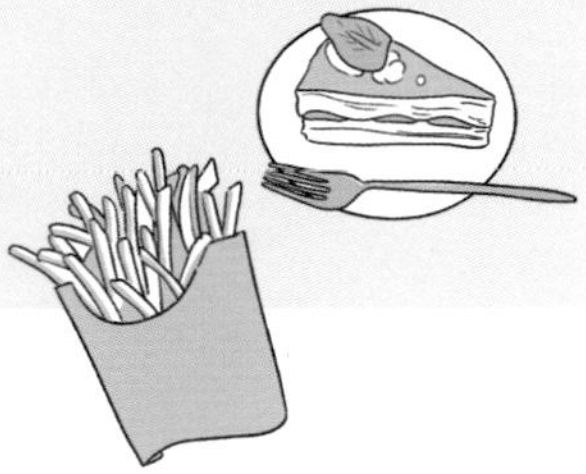

「天癸至，任脈通，太衝脈盛，月事以時下，故有子」

第二階段
7至14歲

初經來報到，進入叛逆的青春期

調養小筆記

- 12~13 歲會出現初經，太早或太晚都不正常
- 千萬不要亂吃轉骨藥

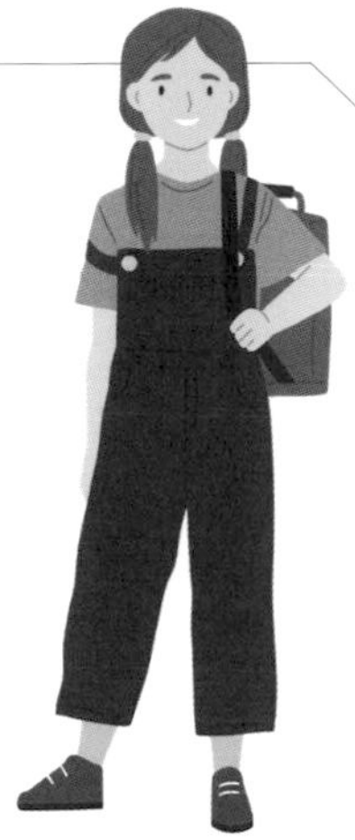

嗨，月經來了！

女生來到七至十四歲這個階段，天癸開始產生，任脈變得通暢，太衝脈越來越旺盛，月經會照時間來潮，同時也開始具備生育的能力。癸在五行屬水，天癸就是先天腎水的意思，講腎水大家可能比較難以理解，我們可以把它想成內分泌，性荷爾蒙、或是雌激素就屬於腎水的一部分。當腎中的精氣飽滿到一定程度之後，就會開始產生促進性成熟的作用，生殖的生理功能也會逐漸完備。

任脈和太衝脈，皆屬於人體的奇經八脈。如果有看過武俠小說，就會知道奇經八脈的重要性，它們走的是先天元氣，由腎精生化而成，乃是從丹田走到體表的一套經絡系統，其中最廣為人知的

大概是任督二脈。聽說打通任督二脈，武功可以進步好幾個甲子。

這裡和生殖系統相關的是任脈，任通妊，對女性來說，任脈起於會陰部，通過陰道，沿著腹部正中線，經過肚臍一直往上走，環繞口唇，經過眼睛，最後進入腦袋中。所以有時候我們**要判斷一個女生的婦科好壞，可以看她的嘴唇**：如果嘴唇豐滿、嬌豔欲滴，那就代表她的任脈氣血很足；相反的，如果她的嘴唇乾裂、蒼白，那就有可能任脈不通、生育功能比較弱了。換句話說，氣血、腎精充足，任脈通暢，就具備懷孕的基本條件了。

太衝脈指的就是衝脈，它和任、督二脈一樣，都是發自於丹田，也是由腎精生化而來，從會陰沿著督脈的兩側往上走，有點類似十二正經裡面腎經的路徑；走到胸口散布在胸中，再往上環繞口唇周圍，所以衝脈跟女生的月經和第二性徵息息相關。衝脈就像波浪一樣，浪來了，氣血充足，月經就會來；經血結束之後，浪就退了。正因衝脈散布於胸中，所以女生在發育期時氣血充足、衝脈通暢的話，胸部的發育也會比較好。

7-14 歲生長重點 ❶ 初經報到，進入青春期

初經是每個女人一生中最重要的里程碑，代表小女孩的身體即將經歷青春期的變化。一般來說，大約九～十歲胸部會開始發

育，十～十一歲出現陰毛及腋毛，十一～十二歲身高迅速成長；在胸部開始發育後的兩到三年，也就是十二～十三歲左右，會出現第一次的月經，太早或太晚都是不正常的。

如果第二性徵在八歲以前就出現，或是初經九歲以前就來，那就叫做性早熟；如果超過十三歲胸部還沒開始發育，或是十六歲還沒有來初經，即是遲發性青春期。

▶ 初經問題 1：月經不規則

一旦初經來臨之後，青春期女孩最常遇到的問題，就是月經周期不規律，很多媽媽會緊張到帶著女兒來求診。其實各位媽媽們先不用太緊張，因為初經剛開始的兩、三年之間，卵巢功能還沒發育完全，排卵比較不規律或是沒有排卵，導致月經周期長短不一，通常都會落在二十一～四十二天不等；再加上這段期間正值升學壓力最大、煩惱最多的時期，也會造成月經周期更加不規律。這些情況經過適當的調理之後，很快就可以穩定下來。

▶ 初經問題 2：經痛

另一個常見的問題是經痛。造成經痛的原因很多，少數是因為器官病變、結構上的問題所引起，例如子宮前傾、後傾、肌腺症等等。如果單純是子宮收縮造成的經痛，稱為原發性經痛，一般青春期少女都是屬於這種類型，所謂原發性就是不知道怎樣造成的意思。

但是從中醫的角度並非如此，**引起經痛最常見的原因就是寒氣。**中醫認為寒主收引，在月經來的時候，會引起子宮不正常收縮，造成疼痛，所以從小就要幫孩子養成良好的習慣，不要常喝冰的飲料、吃冰的東西或是吃太多瓜類、橘子、梨子、生菜等寒性食物，就可以減少經痛的機會。

另外，行經期間要保持局部的清潔和乾爽，衛生棉或是護墊要勤於更換，才不會因為悶太久，而造成黴菌或是細菌的孳生，引起搔癢或是感染。這段期間的清潔，只要用溫水或是中性肥皂清洗就好，不必刻意使用消毒水或是清潔液。如果有不正常的分泌物，像是黃色、綠色，或是像豆腐渣等塊狀，或者會癢、刺痛、有異味的時候，一定要盡快就醫，以免病情惡化。

初經來了之後，代表荷爾蒙、卵巢、子宮等功能漸漸成熟，只要有性行為就會有懷孕的可能，加上現代少男、少女的思想開放，常常在懵懂無知的情況下造成懷孕，所以一定要教導正值青春年華的少女們正確的性知識，同時提醒她們要懂得保護自己，以免造成憾事。

陳醫師碎碎念

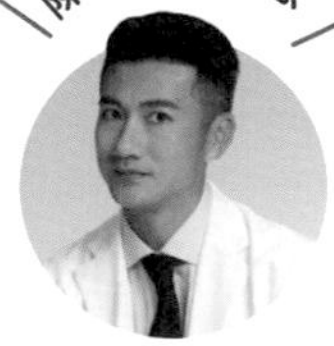

性知識也要教，別讓孩子因無知而懷孕！

7-14歲生長重點 ❷ 轉骨真的有必要嗎？

很多爸爸媽媽都希望自己的小孩能高人一等，似乎身材越鶴立雞群，以後的發展就會越成正比一樣，最好長大後都是名模高度，但是又很怕輸在起跑點，所以常常會有家長帶著小孩來詢問：她到底能長多高，需不需要轉骨一下？

我心想，我又不是算命師，怎麼知道你的小孩能長多高咧？轉骨也不是隨便亂轉，好像喝了幾個月的轉骨藥就能立馬旱地拔蔥、身高直達天際一樣！其實身高是基因決定的，在精子和卵子結合的那一刻，就已經拍板定案了，不過它是一個範圍，我們能做的，是在這個範圍內發揮到最好。

前面提過，在月經來之前的一～二年會開始快速成長，青春期出現之後，長高的速度就會比較慢。因為到了青春期，人體必須花很多力氣來發展第二性徵，如果事前沒有調理好，就變成少了多餘的力氣來長身高，所以小女孩大概在十歲左右，就要將身體調養至最佳狀態，待要抽高之時，才有能力把身高拉到理想值。

▶ 讓小孩長高的三要件

除了體質調理之外，日常生活中還有幾件事情要注意。**第一個就是調整生活作息。**長高需要充足的睡眠，尤其是晚上這一段較長的睡眠時間。古人說：「一瞑大一寸」，晚上睡覺時分泌的生長激素，是白天清醒時的五～七倍，青春期前後的小朋友，我建議晚上十點前就要入睡，至少睡足八個小時以上。

第二點要注意的就是飲食均衡，少吃甜食、含糖飲料還有冰的東西。糖不但會造成皮膚濕氣重、暗沉，還有脂肪與三高的危險。長不高和糖也有很大關係，因為血糖升高會抑制生長激素的分泌。至於水果的糖分，則要看它的升糖指數，像是西瓜、哈密瓜就不要吃太多。

第三點是要多做運動，尤其是跳躍的動作，可以刺激腳底腎經的湧泉穴，顧名思義就是讓腎氣有如泉湧一樣，達到增精益髓、強筋壯骨的效果；最後就是要多曬太陽，促進鈣質的吸收，身體才有足夠的養分來發育。

以上幾點如果都有做到，我想小女孩在初經來之前，就可以發育得很好了；等到月經來了，再請醫師評估看看，是否需要吃轉骨的藥，再刺激一下發育。提醒大家，轉骨藥不要亂吃或是太早吃，如果沒有經過醫師診斷，針對小孩體質量身訂作，萬一不對證，反而會揠苗助長，讓小孩子長不高。

▶ 身高這件事，有努力就好！

我還是要不厭其煩地再說一次，身高是基因決定的，我們盡力在這個範圍內表現到最好，該努力時有努力，這樣就夠了，結果如何，不要有太大的得失心，畢竟世界上的偉人，身高也都不高啊。

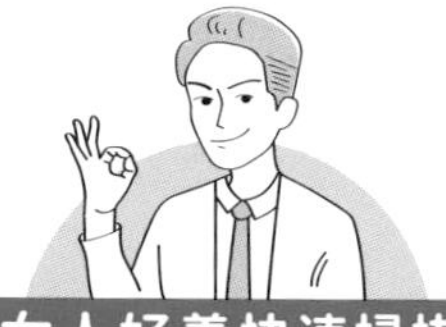

女人好養快速掃描

青春期發育的處方箋

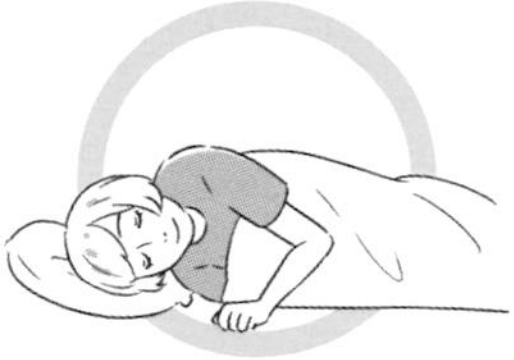

睡滿八小時
最好晚上 10 點前入睡

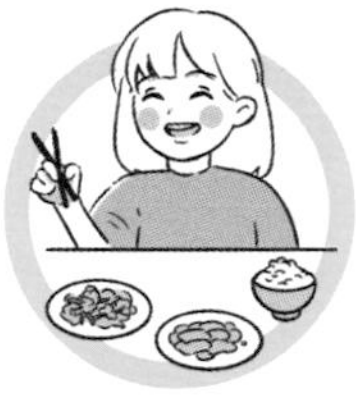

飲食均衡
少吃甜食、冰品

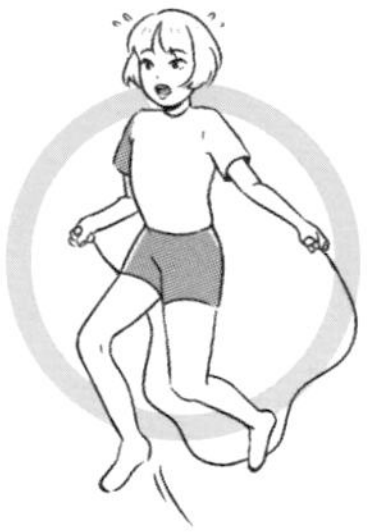

多做運動
尤其是跳躍性運動

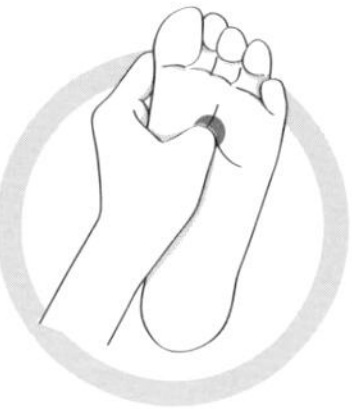

按摩湧泉穴
多刺激腳底的湧泉穴，
對長高有幫助

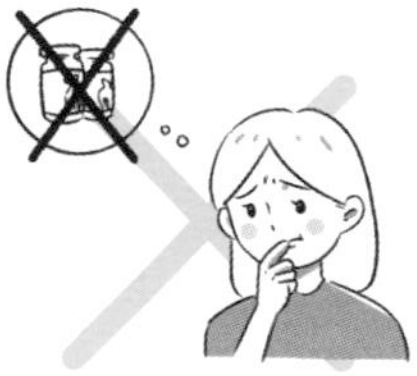

不要亂吃
轉骨藥

「腎氣平均，故真牙生而長極」

第三階段
14至21歲

蛻變成小女人，
但不要急著用掉「腎氣」

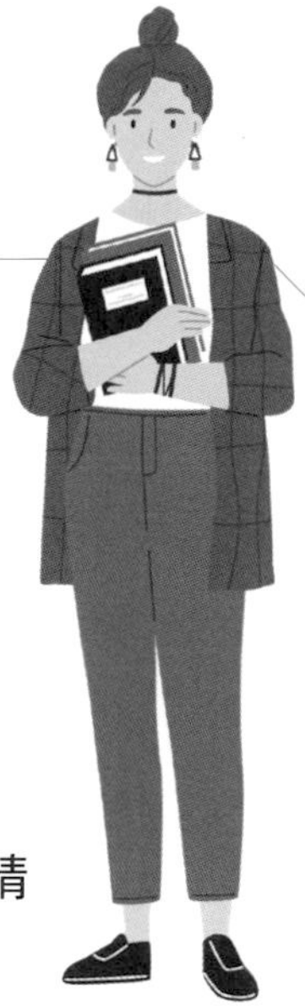

調養小筆記

- 經前綜合症：懂得釋放壓力，調理肝氣
- 痛經：別吃冰飲、保持腹部暖和
- 青春痘：最好戒甜食、戒酒
- 乳房發育：多攝取優質蛋白、保持好心情

腎氣很寶貴，不要急著用掉

當小女孩到了十四～二十一歲這一段期間，腎氣越來越旺盛，會開始推動生殖功能的發育。當生育功能發達到一定的程度之後，還有多餘的腎氣，就會平均分給身體的其他部分，像是肢體、器官等，讓它們去繼續生長。

女孩到了這個年紀，已經慢慢蛻變成小女人，身高和胸部等第二性徵的發育，也都進行得差不多了，且因為青春期已經到來，生殖系統理論上可以進行懷孕生子；但是從養生的觀點來看，這個時期應該把自己的腎氣、腎精，平均分散到身體裡面，讓體內其他部分發育的更完全，而不是急著把這些精氣拿去繁衍後代。

如果這個時期的小女孩胸部沒有發育、月經也不來，很可能就是腎精、腎氣出了問題，天癸、任脈、太衝不夠通暢造成的，要盡快找醫生診斷治療。

另外，還需特別注意身體要健康，**小腹一定要溫暖，也就是肚臍以下的那個部位，不能冰冰的。**如果常常摸起來冷冷的，就代表子宮、卵巢，或是腸子聚集了太多寒氣，消化系統和生殖、泌尿系統很容易出現狀況，如便祕、腹瀉、經痛，甚至不孕，都有可能會發生，所以戒掉冰品、飲料，多多幫下腹部熱敷，對於女性的身體大有助益。

▶ 需要拔智齒嗎？

真牙指的是智齒，由於它長的時間比一般的恆齒晚，而這個時期人的生理、心理都已接近成熟，有智慧來臨之意，所以才被稱為智齒。但也不代表沒有長智齒就是缺乏智慧，以現代人來說，智齒幾乎是多餘的，因為隨著人類進化，下顎骨越來越小，生長空間不夠，所以長智齒時，通常會很痛，且常常會長歪，或是位置不對。

大部分的智齒缺少對咬牙，所以沒有咀嚼功能，也因此它被認為是痕跡器官。由於智齒長的位置和角度，常常會引起食物嵌塞，再加上清潔不易，最後造成本身和前一顆牙齒蛀牙，進而損壞原本健康的牙齒，因此一旦長了智齒，牙齒的清潔要更用心。

14-21 歲調養重點 ① 經前綜合症

月經對於女生而言，可以說是又期待又怕受傷害，每個月都希望大姨媽可以乖乖準時來報到，但是又討厭它前後那種不舒服的感覺。對於男生而言更是夢魇，每個月至少有一個禮拜，必須忍受身邊女性的古怪脾氣，所以月經可以說是全人類的噩夢啊！

如果有女生突然變得愛發脾氣，我們常常都會開玩笑說是不是月經快來了，聽起來很像是個不尊重女性的玩笑話，但實際上月經前的一些不舒服症狀，已經被認為是一種疾病：經前綜合症，或是經前緊張症。

這是一種症候群，現在已經確認出兩百多種不同的症狀，可能和月經有關，包括長痘痘、胸部脹、頭痛、疲倦、下腹脹痛或是睡不好，還有三個最恐怖的症狀是煩躁、易怒、緊張，這也是為什麼會讓身旁的人變得如此可憐的主要原因。看到這裡，各位不要以為可以隨便拿「月經快來了」，來掩飾自己的壞脾氣。

有時候純粹是因為你的脾氣太大，
不能怪月經！

要符合經前綜合症有幾個條件，包括必須要連續三個周期的月經前一周內，出現心理或是生理兩方面的症狀，而且這些症狀不能出現在排卵期之前，也就是不能出現在月經來的兩周之前。意思就是說，如果你排卵期之前脾氣就不好，常常煩躁易怒，和月經前沒什麼兩樣，那就是單純的脾氣不好，不能怪月經。

經前綜合症的確切病因尚未有答案，目前只能猜測可能和遺傳、雌激素、黃體素、或是血清素有關。從中醫的角度來看，大部分的經前症候群都和肝有關係，中醫認為肝藏血、肝主疏泄、肝主情志，月經來潮就是經血疏泄下來的一種行為，如果肝氣不疏，就會造成生理和心理的不舒服，引起一系列的經前綜合症。

調養對策 學習釋放壓力

中醫在處理經前綜合症的目標就明確多了，只要讓肝氣保持通暢，不要鬱結在身體裡面，月經來潮就會比較順利。肝氣會影響到我們的身體和情緒，反過來說，情緒也會影響到我們的肝氣，所以要保持肝氣舒暢，最好的方法就是平常要多多修身養性、淡泊名利，學習釋放自己的壓力，把心裡的話說出來，不要悶在心裡，並改掉急性子的壞習慣。如果這些都做不到，可以用玫瑰花加點枸杞、紅棗泡熱水來喝，或是按按手上的合谷穴和腳上的太衝穴也能達到疏通肝氣的效果。只要肝氣疏通，月經來就可以快樂地不得了喔！

【紓壓小妙方】

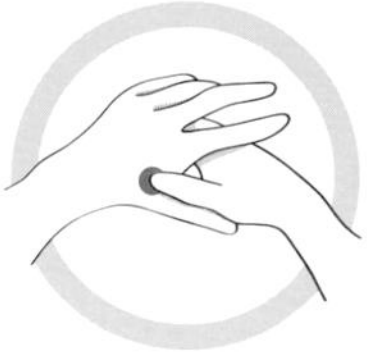

按摩合谷穴

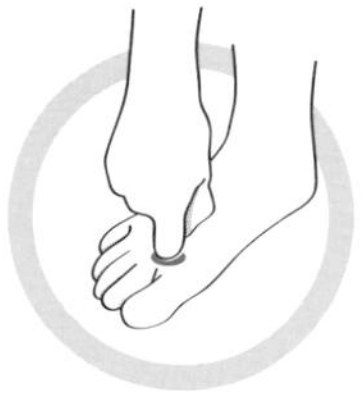

按摩太衝穴

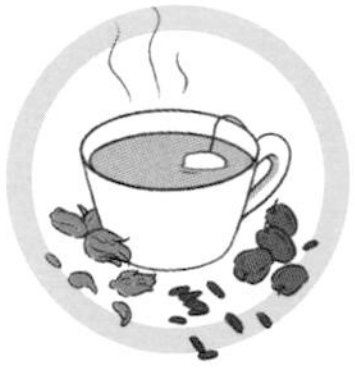

玫瑰花茶飲

14-21 歲調養重點 2 經痛

幾乎每個女生都有經痛過，一般來說在二十歲左右最為多發，根據統計，至少有三分之二的青少女經歷過這個不適，有的調查結果還高達百分之九十，它可以說是最常見的月經失調疾病。

經痛通常發生在月經來的頭三天，一般會下腹痛、腰痠或是骨盆兩側疼痛，嚴重一點還會合併噁心、嘔吐、腹瀉、頭暈、頭痛、腳軟甚至昏倒等症狀，有些國家還因此發明了一個讓老闆恨得牙癢癢、讓男生很不是滋味、讓女生看了也不敢請的生理假，可見經痛真的是個讓所有人都很困擾的問題。

▶ 不通則痛

經痛可以分成原發性及續發性兩種類型。所謂原發性經痛，是因為子宮內膜脫落時，會釋放前列腺素以及其他發炎介質，造成子宮收縮，同時限制了輸送到子宮內膜的血液，導致子宮內膜的壞死與剝落，近一步刺激子宮持續收縮，以排出那些老死的內膜組織。這樣的收縮，會影響周圍正常組織的氧氣供應，而引起更嚴重的疼痛或是絞痛。

簡單來說，原發性經痛就是生理周期機制所產生的，而續發性經痛即是其他潛在問題所誘發，像是子宮內膜異位症，大概就占了七十％，另外如子宮肌瘤、卵巢囊腫、子宮肌腺症、骨盆腔的問題，都有可能導致月經來肚子痛。這些由其他疾病引起的經痛，要先把潛在的問題解決了，才能緩解。

中醫認為「不通則痛」，臨床上看到的，以氣滯血瘀和體質虛寒引起的經痛最多。有些女生比較少運動，氣血循環不好；或是情緒緊繃、壓力太大、個性壓抑、想哭但是哭不出來、屬於肝氣鬱結的人，都會造成氣滯血瘀。喜歡喝冷飲、吃冰品，又不喜歡曬太陽，說吃飯會胖，但是手搖飲卻拚命喝的人，體質就會比較虛寒。所以，凡是能夠改善這兩個原因的方法，都有機會讓經痛減緩，像是喝杯熱水、無糖薑茶、玫瑰花茶，或是熱敷一下肚臍下面，都是簡單可行的好選擇，很多女生每次月經來都很痛，來求診時我都會建議戒掉吃冰的壞習慣，平時要多運動，但往往得到一個大白眼，是我教壞大家了嗎？這樣的病人，我才想翻白眼好嗎？

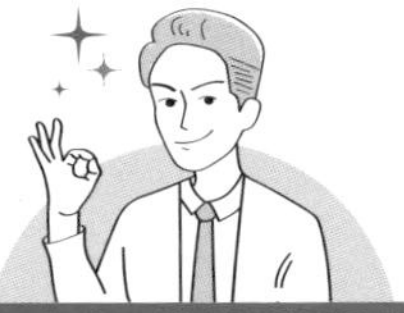

女人好養快速掃描

減少經痛，可以這麼做！

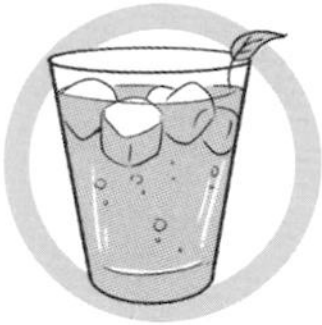

少喝冰飲
少吃冰品

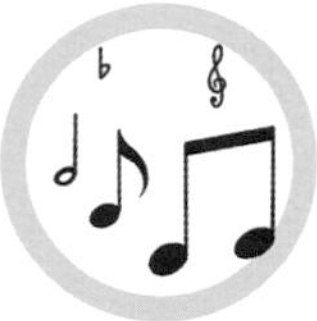

適時放鬆心情、
釋放壓力

多喝無糖薑茶、
玫瑰花茶

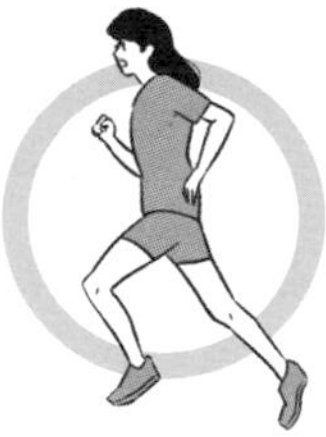

維持運動習慣、
跑步、核心訓練

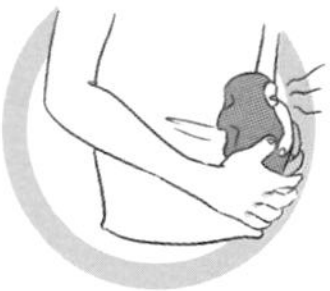

熱敷肚臍下面
15 分鐘

14-21歲調養重點 3 青春痘

青春痘又叫做痤瘡，是這個年紀很常見的症狀之一。記得我唸國中時也是滿臉豆花，還好過了青春期就比較少長了，讓我現在還能靠臉吃飯。根據統計，痤瘡是全球八大常見疾病之一，影響至少有六億人，大概九十%的青春期小孩，都會有這個困擾。有些小朋友因為外貌的改變，可能會引起憂鬱、焦慮，或是自尊心低落，所以不要輕忽痘痘的破壞力。

會長痘痘，主要是因為皮脂腺或是毛囊阻塞，進而產生發炎反應。小時候，大家的皮膚應該都是超級光滑無瑕，完全看不到毛孔的吧！但是進入青春期後，受到性荷爾蒙的刺激，毛孔開始變得粗大，油脂分泌增多，一不小心就滿臉豆花，因此才會被稱為青春痘。

但是，青春痘並不是年輕人的專利，從青春期到更年期甚至中老年人，都有可能會冒痘痘；主要原因是因為皮脂腺過度旺盛，油脂分泌太多，皮膚表面的角質異常，造成毛孔阻塞，進而引起發炎，或是細菌感染而產生膿包。以程度上來說，沒有發炎的痘痘叫做粉刺，發炎紅紅的叫做丘疹型，再嚴重一點就變成膿皰型，感染到比較深層的皮膚，產生腫脹、硬塊的就叫做結節型。

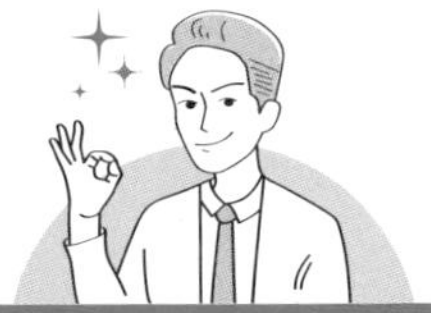

女人好養快速掃描

痘痘發生的原因

依照痘痘聚集的部位，可以知道是哪個地方「著火」了！

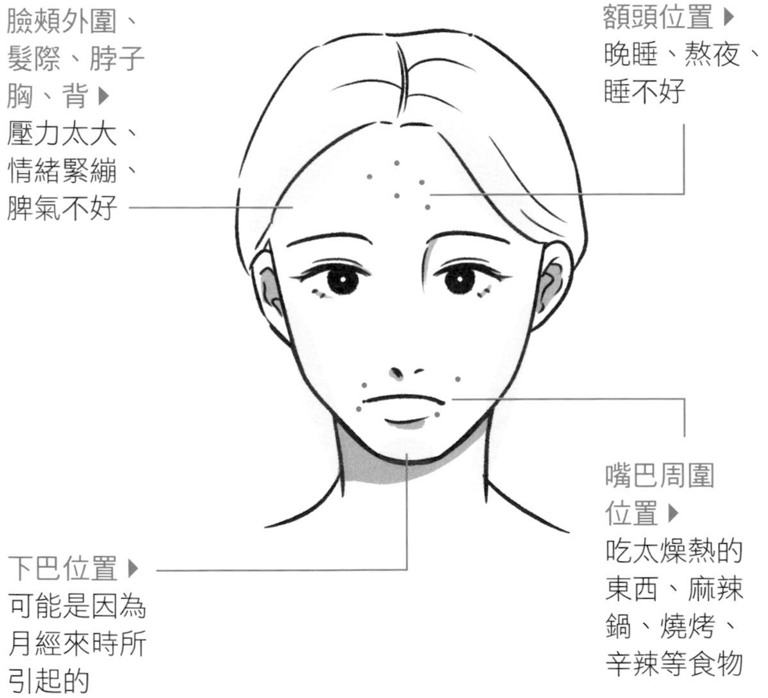

▶ 火氣大，痘痘主動見客

中醫認為，會長痘痘大部分和火氣大有關係，**而依照痘痘聚集的部位，就可以看出是體內哪個地方「著火」了**，進而從飲食或是生活習慣去調整，便能夠徹底解決痘痘的問題。常見的像是晚睡、熬夜、睡不好，就容易長在額頭；情緒緊繃、壓力大、脾氣不好的人，像是周年慶期間的櫃哥櫃姐，或是面臨大考的同學們，就很容易長在髮際、臉頰外圍、脖子，甚至胸部或是背部這些地方；女生在月經前比較會長在下巴；吃了太燥熱的東西、麻辣鍋、燒烤、辛辣、油炸的食物，和飲食相關的，就容易長在嘴巴周圍。

正常來說，痘痘在幾天到一個禮拜就會消退不見，但是有些過了發炎期之後，就變成一個黑黑的痘疤留在那邊，久久不散，這通常都跟體內的濕氣有關。濕氣重的人，傷口、疤痕復原的速度會很慢，而濕氣和甜食、蛋糕、麵包、餅乾、零食、或是酒精性飲料脫離不了關係。濕氣重除了痘疤難消，容易變成大花臉之外，還有可能造成婦科分泌物變多，或是換季的時候皮膚癢、手腳有汗皰疹之類的皮膚病。

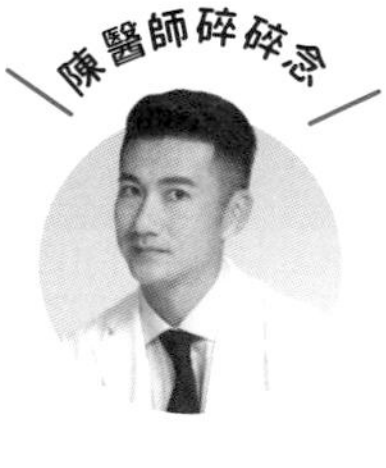

甜食的壞處那麼多還硬要吃，
你真的覺得自己又瘦又健康嘛？

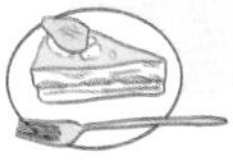

要避免長痘痘就是不要讓自己上火，前面講過的那些不良飲食與生活習慣需盡快戒除，想讓痘疤消得快，就不要吃甜食、精製加工的食品或是喝酒，稍微注意一下這些問題，你就可以和我一樣，輕輕鬆鬆靠臉吃飯喔！

14 - 21 歲調養重點 ④ 乳房發育

古時候，如果女性擁有豐滿的乳房，則象徵著良好的生育能力；對現代人而言，凹凸有致的胸部曲線，也是女性成熟與魅力的象徵之一。

乳房通常在初經來潮之前的一～三年（十歲前後）開始發育，於十四～十八歲左右達到成熟，可以說是女性最早出現的第二性徵。一般從左側先發育，從開始到完全成熟大約需要三～五年的時間，有少數可以長達十年。

乳房發育有兩個黃金期，一個是青春期，另一個則是懷孕期。所謂萬丈高樓平地起，好的開始是成功的一半，青春期是乳房全力衝刺的階段，胸部從無到有，開始快速成長，這段時間給身體足夠的營養，胸部就有機會可以發育得很好。

▶ 抬頭「挺」胸有撇步

從中醫的角度來看，胸部發育有幾個關鍵，**第一個是要維持氣血充足。**胃經通過乳房，營養均衡不挑食，脾胃的氣血旺盛，製造乳房的材料充足，胸部就可以長得比較豐滿。平常也可以多吃一些優質蛋白質，像是豆漿、雞肉、魚肉、海鮮等食物。

第二個關鍵是要保持愉快的心情。因為肝經也通過胸部，情緒緊繃、壓力大的時候，肝經就會不順暢，肝氣鬱結造成氣血循環不佳，送到胸部的建材變少，乳房的發育便會受到影響。

除此之外，可以按摩胸部周圍的穴位，像是膺窗穴、乳根穴、膻中穴、大包穴等，以加強胸部周圍的氣血循環。如果沒時間按摩，洗澡的時候用蓮蓬頭對著胸部沖熱水，再用手稍微按揉一下，也有促進胸部氣血循環的效果。平時適度地鍛鍊胸大肌、胸小肌，能避免胸部下垂，讓你一直保持凹凸有致的好身材。

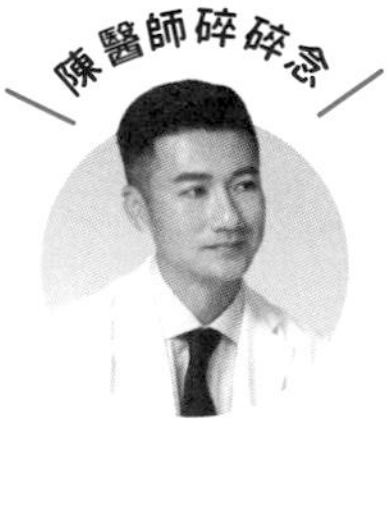

萬丈高樓平地起，
想要胸部挺，營養不可少！

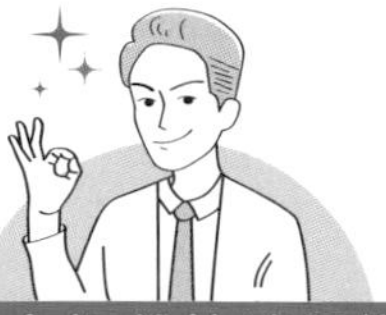

女人好養快速掃描

按摩胸部 4 穴位
肩頸放鬆又豐胸

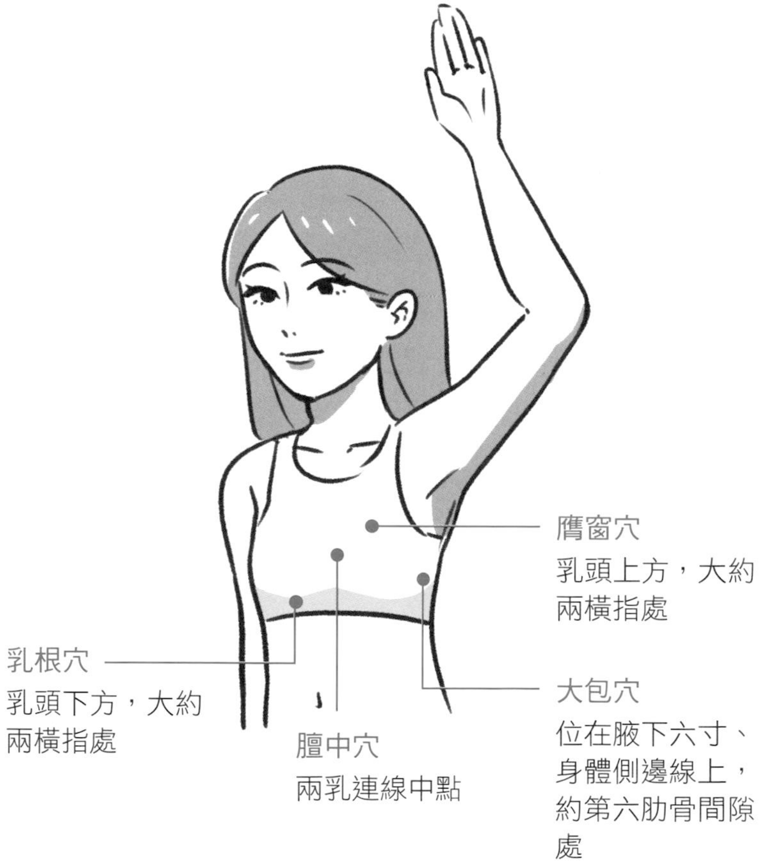
膺窗穴
乳頭上方，大約兩橫指處
乳根穴
乳頭下方，大約兩橫指處
大包穴
位在腋下六寸、身體側邊線上，約第六肋骨間隙處
膻中穴
兩乳連線中點

「筋骨堅，髮長極，身體盛壯」

第四階段
21 至 28 歲

女人最美的狀態，
努力讓氣血保持飽滿

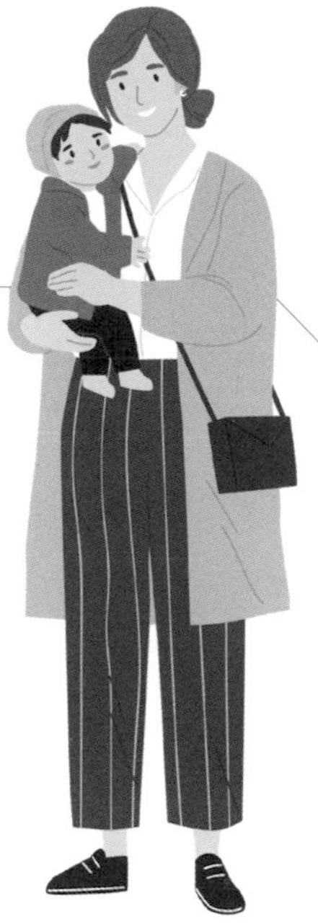

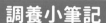

調養小筆記

- 月經周期規律很重要
- 月經量多量少都麻煩
- 注意多囊性卵巢
- 準備懷孕
- 養胎

28歲是健康分水嶺

女生到了這個年紀，生長發育就會停下來，但是，身體內部的腎精、腎氣，仍然在往高處持續發展。這些不斷增加的能量，不會用來長高，而是讓內臟組織和器官更加充實，外表看起來就是肌肉、韌帶會變得有力量、有彈性。

腎主骨生髓，腎氣充足，骨骼發育就會好，鈣質足夠沒有流失，骨頭就會堅硬有韌性，整個人看起來身強體壯、很健康的樣子。另外，頭髮的生長狀況，也是腎氣強弱的一種表現，因為「髮為血之餘」。血是由精化生而成，當精血充足的時候，頭髮就會長得特別茂密，也比較容易留長。相反的，如果精血不足，頭髮就會開始分叉、枯黃，甚至變白、脫落。

由此看來，二十八歲可以說是女人的顛峰期，也就是說，唱完二十八歲的生日快樂歌之後，女性的身體就要開始走下坡了。所以在二十一歲到二十八歲這段期間，要努力累積身體的精血，讓它保持飽滿的狀態。平常飲食要均衡，營養要充足，吃進去的五穀雜糧、蔬菜水果以及肉食，能夠把它們轉化成精氣，潛藏到身體的腎臟，填補到骨髓裡面去。

這一段期間，身體累積能量的能力大於消耗，所以可以很輕易地讓精血增加，過了二十八歲這個分水嶺之後，累積能量的能力大不如前，相對地消耗會大於累積，身體就會開始出現衰退的現象。因此女性朋友在這個時期一定要好好把握，除了養好自己的精血之外，也要善加利用人生中最成熟、最美麗的時期。

21-28 歲調養重點 1 觀察月經，了解身體變化

月經不規律是女生常見的婦科問題，它就像流鼻水或是咳嗽一樣，都是反映身體內在變化的一種症狀表現。女人從青春期到更年期，大概要經歷四百多次的月經，每一次月經對女生而言，都是一個檢視體質的好機會，所以我常常羨慕女生，每個月都可以透過觀察月經的型態，來了解自己身體內在的變化。

我知道女生一定不這麼認為，有些人每個月都被月經搞得神經兮兮的，早個幾天或是晚個幾天，就開始擔心東懷疑西的，倒不是說要去忽略它，但也不用把這件事想得太嚴重，因為影響月經周期的原因實在是太多了，涵蓋了身心靈各個層面，有些人就會直接一步到位，把它想到最嚴重的那個原因，懷疑自己是不是要停經，或是會不會得了什麼絕症。

▶ 身為女人，別再算錯周期

不過，在講女性月經周期之前，我在臨床上發現，有很多女生不知道該怎麼去計算自己的月經周期，有些人甚至已經進入更年期了，算法還是錯的。一般來說，要從月經來的第一滴血開始算，到下次月經的第一滴血為止，中間間隔的天數，就是你的月經周期。不是看月曆上的日期，來判斷周期有沒有規律，有些人會因為一個月來兩次月經而緊張兮兮前來求診，一問之下才知道，1 號來一次月經，29 號又來一次月經，我真的很想翻白眼，周期那麼漂亮的二十八天，是在緊張什麼？月份有大有小，二月只有二十八天，如果你每個月都是同一天來的，那才是不規律。

一個正常的月經周期，大約是二十八天加減七天，也就是說，月經二十一天到三十五天來一次，都算是正常的。但我認為，只要**每次間隔的天數都一樣**，哪怕是固定四十五天甚至六十天才來一次，只要身體沒有不舒服，都沒有關係，**重點在於「規律」**。

再來，我們看看月經為什麼會來。因為腦袋裡面的下視丘刺激腦下垂體分泌激素，去促使卵巢排卵，如果卵子沒有成功受孕，子宮內膜就會崩落形成月經。下視丘－腦下垂體－卵巢－子宮，形成一個生殖軸，所以若有壓力、時差、生活習慣改變等因素，影響到其中的任何一個環節，都有可能會破壞月經的規律性。

▶ 腎氣充足，月經就正常

中醫相對應的生殖軸是腎－天癸－衝任－子宮，所以五臟六腑之中，最直接影響到月經規律性的就是腎。腎氣充足，荷爾蒙的分泌規律，月經就會正常。另外，肝主疏泄，肝氣順暢，月經也會如期來臨，如果壓力大或情緒緊繃，像是遇到大考或是面臨新挑戰的時候，月經就會延後或是不來。

尤其是二十一～二十八歲這個年紀的女生，正好面臨考研究所、畢業找工作或是換工作的時期，很容易因為壓力，或是晚睡、熬夜、睡不夠、睡不飽而引起腎虛，這些也都會讓月經變得不規律。

還有一個常見的原因，就是很多人怕胖，開始不吃澱粉、不吃晚餐，甚至用更極端的節食方式，來控制自己的體重。當身體察覺到每天得到的能量越來越少，少到不足以應付呼吸、心跳和活動所需的時候，就會開始調整體內的運作機能，把一些太過於消耗能量的功能延後或是關掉，月經就是個很好犧牲的對象。

如果愛吃燒烤、辛辣、油炸的食物，或是常常晚睡、熬夜、

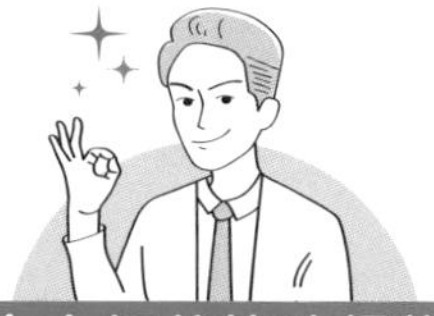

女人好養快速掃描

月經周期的算法

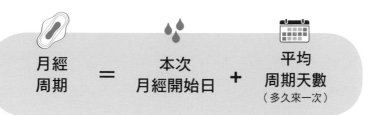

月經周期 ＝ 本次月經開始日 ＋ 平均周期天數（多久來一次）

舉例：假設你平均 28 天來一次月經，本次月經日是 1/31 ，則推算下次月經於 2/28 會再來拜訪。

如果周期不規律，請找中醫師調理喔！

睡不好，導致體內火氣太大，月經就有可能會提前來報到，這時就要適時幫身體滅滅火，才能輔助月經在比較正常一點的時間來。因此，當你的月經突然提早或是延後，先檢視一下前一陣子的飲食生活習慣，是不是有明顯的改變，或是情緒壓力突然增加；看醫生檢查過後，如果沒有什麼異樣，通常生活和情緒穩定下來，月經就會跟著規律了。

21-28 歲調養重點 ② 月經量多量少都麻煩

月經來的血量因人而異，有的人一輩子都多，有的人一輩子都少，但量的多或少，每個人的認知都不一樣。以定義來說，每次月經的出血量一般介於二十～八十毫升，少於二十毫升就是過少，多於八十毫升即是過多。但是沒有人會在月經來的時候，把經血收集起來量測，所以在這裡，要教大家一個簡單的判斷方法，不管是使用衛生棉還是衛生棉條都可以。

▶ 經血量簡易判斷法

先講使用衛生棉的判斷方式。在換衛生棉的時候，觀察上頭經血的狀況，如果只有中心小小一點，不管日用型或是夜用型，都大概是一毫升左右的經血量。倘若經血涵蓋到衛生棉的三分之一到二分之一長，日用型大概是三毫升，夜用型大概七毫升左右。假使經血滿了，日用型大概是五毫升，夜用型大概是十五毫升的經血量。

用衛生棉條的人一樣可以觀察。如果棉條的前端沾了一點點血，沒有明顯地吸收擴散，大概是一毫升左右的經血量。如果經血占了二分之一到三分之二，但還沒有全部占滿的話，經血量大概是四毫升。假如整條衛生棉條都吸滿了，大概是八毫升左右的經血量。另外，如果有血塊，小、中、大型者，可以分別換算為一、

三、五毫升的經血量。

最後，上廁所的時候，發現馬桶上有血跡，一點點但是沒有擴散開來，大概是一毫升的血量。如果有擴散成粉紅色，大概是三毫升。倘若馬桶水看起來接近鮮血的顏色，那至少就要算五毫升了。這樣大家會計算了嗎？不過，我還是要說，這只是提供一個粗略的計算方式，主要是讓女生去觀察了解什麼叫過多、什麼叫過少，如此而已。

實際上到底有多少，真的也沒那麼重要。一輩子的血量都不多，也沒什麼不舒服，或是量都爆多，但是月經後不會頭暈，氣色一樣很好，那倒也無礙，不一定要積極處理。

▶ 你知道經血相對量嗎？

除了絕對的血量之外，更要關心的是相對量，也就是這一次和前一次的月經量來比較。如果月經量和以往比較有明顯的改變，那就真的要注意，身體是不是出了什麼狀況。另外，月經來的型態也是個觀察的指標，通常第一天量不會太多，第二到三天量比較大，四到七天逐日減少，直到乾淨。

如果前面幾天滴滴答答的出不來，或是後面幾天滴滴答答的收不乾淨，都有可能是身體的問題所造成。導致這些狀況的原因很多，以下就以門診常見的類型說明，假如自己無法判斷或是非我說的情形，建議還是找專業醫師診斷治療。

先以量來說，如果明顯比以前多很多，導致月經後期疲倦無力、頭暈目眩，嘴唇比較紅的人，有可能是因為血熱造成的。簡單說就是體內的火氣太大了，這時候就要幫身體涼補一下，降降火，經血量就會減少一些。如果嘴唇比較偏白的人，就有可能是偏向氣虛的體質，此時要幫身體補氣、補血，氣血足了，血就會乖乖留在身體裡面，不會亂跑。

如果經血量明顯比以前少，再加上下腹部會有下墜感，人常常覺得有氣無力的，嘴唇臉色比較蒼白，通常都是因為氣血不足引起的，尤其是正在節食減肥的人，容易遇到這種情形。

月經量變少，又合併下腹悶痛，經血要下不下的，且顏色比較深，常是因為冰冷的食物吃太多，又缺少運動，導致身體寒氣重、氣滯血瘀而引起。這時要幫身體稍微溫補一下，把寒氣趕走，待身體溫暖了循環就會變好，經血即可恢復正常。

還有一種情況是月經都照時間來，量多的那幾天，經血量也正常，但月經來的初期和最後幾天就滴滴答答的拖好些日子，會有這種情況，有可能是氣虛甚至陽虛引起的。同樣的，幫身體補補氣、溫補一下，就可以解決這個惱人的問題囉！

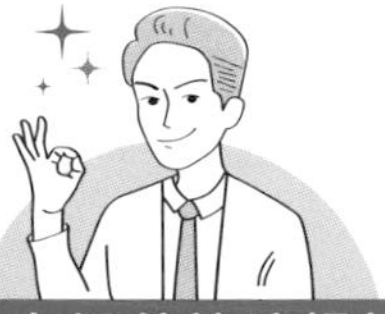

女人好養快速掃描

從相對的經血量可以看健康！

月經量	症狀	原因	偏向體質	調養方法
明顯**變多**	月經後期疲倦無力、頭暈目眩、嘴唇比較紅	體內火氣大	**血熱**	幫身體涼補、降火
明顯**變多**	嘴唇偏白	氣血不足	**氣虛**	幫身體補氣、補血
明顯**變少**	上下腹部有下墜感，覺得有氣無力的，嘴唇臉色比較蒼白	減肥的人常有此症狀	**氣虛血虛**	
明顯**變少**	合併下腹悶痛，經血要下不下的，且經血顏色比較深	冰冷食物吃太多、缺乏運動	**身體寒氣重、氣滯血瘀**	稍微溫補一下，把寒氣趕走
經血**正常**	月經來的初期和最後幾天就滴滴答答的拖好些日子		**氣虛或陽虛**	幫身體補補氣、溫補一下

21-28 歲調養重點 ③ 多囊性卵巢

當你發現月經越來越晚來，甚至很久才來一次，抽血檢查驗出男性荷爾蒙偏高，照超音波發現卵巢有很多小泡泡，呈現多囊的型態，那就有可能罹患了多囊性卵巢症候群。根據統計，大約有十％的女性患有此症，而這個症候群可怕的地方，並不只是月經沒來而已，而是衍生出來的一系列症狀。

月經不規律或是沒來，就有可能導致不孕，增加子宮內膜癌的風險。男性荷爾蒙偏高，會使皮膚出油、長痘痘、掉頭髮、不正常的毛髮增生；除此之外，還會造成一堆代謝的問題，像是血糖上升、胰島素敏感度下降、腰腹部脂肪堆積；而脂肪堆積又會誘發更多的男性荷爾蒙，也會讓體內糖分的代謝更異常。

一旦罹患了多囊性卵巢，月經就會越來越亂，身材越來越胖，身材越胖月經就越亂，月經越亂身材就越胖，兩個惡性循環卡在一起，把你從一個纖細的小女生，變成一個月經亂、皮膚差、滿臉痘痘、頭髮越來越少的大胖子！

多囊性卵巢的發生原因至今還不明，也因此普遍認為沒有可以治癒的方式，但是，從中醫理論來檢視，並不這麼認為。我在門診中，曾經治癒過無數的**多囊性卵巢患者，最常見的體質狀況有兩個，第一個是陰虛火旺。**身體腎陰不足引起的火氣，對應到性荷爾蒙就是女性荷爾蒙不足、男性荷爾蒙太多，常見的發生原因是長期晚睡、熬夜、睡不夠、睡不好。

第二個是脾虛夾濕。脾虛代謝會變慢，導致身體累積太多的廢物，即為濕氣。通常是因為吃飯不規律，該吃飯不吃飯，常常餓肚子，又喜歡喝含糖飲料、吃甜食，或是飲食太過精緻所造成。因此，**透過中醫調理，補腎降虛火、補脾排濕氣，改變生活作息，好好睡覺、按時吃飯，就可以治癒多囊性卵巢症候群囉！**

21-28 歲調養重點 4 準備懷孕及為何不孕

男女之間有規律的性生活，而且在沒有避孕的情況下，如果超過一年仍然沒有懷孕，就可以稱為不孕。根據統計，大約有十五％左右的伴侶有不孕的困擾，加上現代人越來越晚婚，年紀越大，懷孕的機會就越低，四十歲左右的懷孕機率，大概只有二十五歲的一半到三分之一而已，也因此不孕的人口才會越來越多。

不孕的原因不是只有年紀一個，現今人們的飲食、生活習慣越來越差，體質不如前人強健，也因此讓懷孕的難度大大提升。不孕通常是男女雙方共同的問題，但男生不孕的機率比較少，男人只要有能力把精子送到女人體內，問題就不大了。也就是說，只要能順利勃起、行房、射精，就代表男生的精氣神各方面都還可以，精子的品質也就不會差到哪裡去。

▶ 懷孕不如想像中簡單

而女生想要懷孕，就要突破重重關卡，從腦部分泌的激素、卵巢接受刺激而排卵、精子在女性體內奮力游動，找到卵子突破重圍成功受精，到受精卵著床的環境，每一個環節都是難關。聽起來很複雜，但中醫可以把它簡單分成兩個部分。

第一道關卡從下視丘、腦下垂體分泌激素到卵巢排卵功能、卵子品質，這部分和腎臟比較有關係。腎主管生殖、泌尿系統，為先天之本，是人體最深層儲存元氣的地方，也是最需要講求陰陽平衡之處，如果陰陽失衡，就會影響荷爾蒙的分泌。提到陰陽平衡，可能變得很玄，其實它有點類似現代醫學的拮抗作用，是人體很自然的一種平衡方法，一旦拮抗作用被破壞，身體就會失去平衡。

晚上睡覺是身體補陰、補水的時間，但是現在的人常常晚睡、熬夜、睡不夠、睡不好，身體屬陰的部分會相對不足，呈現陰虛陽亢的現象，對應到性荷爾蒙，就是男女性荷爾蒙失去平衡，造成卵巢的排卵功能、卵子的品質變差，進而影響到受孕。

▶ 別讓卵巢喊罷工

很多人會想說，既然自己的荷爾蒙不平衡，那就去做人工、做試管，打個排卵針不就得了？話乍聽之下是沒錯，但是你有沒有想過，本來卵巢一個月排一顆卵，現在被逼著一次排很多卵出來，你的卵巢會不會累？幾次之後會不會疲乏、甚至罷工？或是製造出不好的卵？所以不管是要自然懷孕或是進行人工生殖，一定要先把腎養好，腎氣、腎水充足，陰陽平衡了，月經自然就會規律，卵子的品質也比較好。

如果前面都沒有問題，精子順利與卵子相遇形成了受精卵，接下來就要面臨第二道關卡的挑戰，即是要有個好的子宮給受精卵著床。子宮壁的厚度、收縮力及子宮環境和脾臟比較有關係。脾為後天之本，食物的運送、消化，營養的吸收、分布、代謝，以及廢物的排泄都和它息息相關。

脾臟會因為飲食不規律或是勞累過度而變虛。脾虛之後，子宮內膜厚度可能就會不夠，導致經血量變少，同時子宮的收縮力變弱，月經後期經血就會滴滴答答收不乾淨。子宮內膜狀況不好，受精卵就不易著床，就像種花的時候土壤不夠肥沃，花會長不好一樣。如果飲食中含有太多糖分、或是過於精緻，會造成體內濕氣太多。脾虛又夾雜濕氣，子宮的環境就會變差，就像房子濕氣重、牆壁發霉一樣，住起來不舒服，受精卵同樣不會想要住在這樣的子宮裡面。

▶ 心情不好也是不孕主因

除了這些結構上的問題，還有一個很容易被忽略的地方，那就是情緒。情緒緊繃、壓力大的時候，也是不容易懷孕的。很多時候檢查起來荷爾蒙都正常，卵子、子宮也很漂亮，但是卻久久無法順利懷孕，常常是因為情緒問題造成的，這就和中醫說的肝氣有關。

肝氣鬱結，導致氣血循環不好，甚至氣滯血瘀的話，也不利於懷孕。就像你到朋友家作客，房子很美、很漂亮，但是夫妻剛吵完架，氣氛很不好，我想你也會早早就想離開吧？所以想要順利懷孕，一定要把自己的脾臟、腎臟養好，同時保持一個愉快的心情，肝氣順暢了，很快就會有好消息囉！

21-28 歲調養重點 5 對媽媽、孩子都好的逐月養胎法

很多人問我，懷孕過程中到底要怎麼補，才能夠讓胎兒健康又不會胖到媽媽。每次在門診中被問到這個問題，心裡都會嘀咕：你平常愛亂吃、也不運動，都不怕胖了，為什麼一定要在懷孕期間擔心變胖這件事呢？

懷孕期間到底會不會變胖的關鍵，在於懷孕前的飲食習慣和體質狀態，如果你長期造就了一個脾虛、腎虛的易胖體質，那在懷孕時就很難不變胖，而且這樣的體質，也會讓你在產後不容易瘦下來。

▶ 孕前孕後補法大不同

在想怎麼補之前，要先來了解一下，懷孕後和懷孕前，媽媽的身體有什麼不同。從媽媽的角度來看，她就是要傾全力把氣血、營養聚集到子宮去孕育胎兒，而有些人在懷孕前飲食不規律、勞累過度、晚睡熬夜導致體質偏差，身體的弱點在這個時候會更被凸顯出來，因為氣血營養都送去給胎兒使用了，本來就不足的地方就會更不夠用，這也是為什麼很多人在懷孕的過程，會有那麼多的不舒服現象。

這時候，就要針對個人體質偏差的部分去進行調整，例如本來就是脾虛的人，懷孕的過程就需要補脾，本來就是腎虛的人，懷孕過程中就要補腎。從胎兒的角度來看，他一定是竭盡所能地，從母體獲得所需要的營養、能量，但在發育過程的不同時期，對於營養的需求也不盡相同。

▶ 先人的智慧：逐月養胎法

魏晉南北朝一位醫家徐之才就提出了逐月養胎法，他認為在懷孕的過程中，母體於不同月份用來孕養胎兒的經絡臟腑會不一樣，因此我們只要隨著月份，幫媽媽調養不同的經絡臟腑，這樣胎兒就可以得到充分的滋養。懷孕的第一個月到第九個月，對應的經絡臟腑分別是肝、膽、心、三焦、脾、胃、肺、大腸、腎，第十個月則是五臟俱備、六腑齊通，納天地氣於丹田，就可以準備生產了。

不過，要每個月針對不同的經絡臟腑去調養，既繁瑣又困難，因此可以簡單以三個月為一期，總共分三個階段來執行。**第一階段是從懷孕開始的前三個月，這時期要以養血為主**，把自己的氣血養足，才能提供給胚胎細胞進行分化，同時因為剛懷孕一定既興奮、又緊張，所以此時要保持一顆愉快的心，肝氣順暢，懷孕過程也會比較順利。

第二階段是第四到第六個月，這時候要以補脾為主，脾胃的氣足了，吃進去的食物消化、吸收、分布、代謝的功能才會正常，胎兒生長所需的營養，亦能有充足的供應。**第三階段是第六到第九個月，要以補腎為主，大補精氣**，這時候胎兒的生長速度加快，需要的養分量更大，媽媽的精氣要夠多才能提供給他使用。此時要開始做些有氧運動，多走走路、爬爬樓梯，提升自己的心肺功能，在生產時才有體力可以應付。

最後一個月就好好的幫自己大補氣血，持續運動，多多休息，準備迎接新生命的到來，因為等小孩出生之後，你就沒有機會可以安穩的睡一覺了！

陳醫師碎碎念

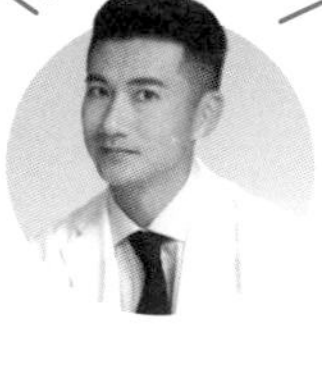

急性子的你，記得深呼吸、放慢步調，
多看我兩眼，不是很美好嗎？

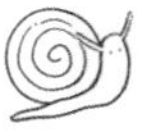

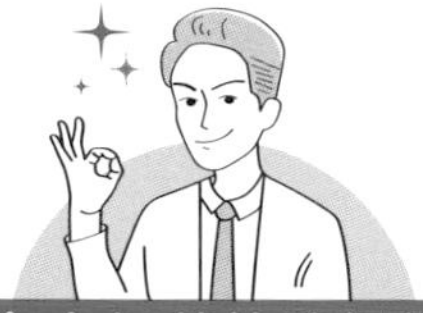

女人好養快速掃描

必學子宮調養術，受用一輩子！

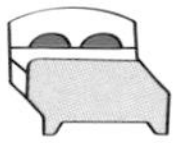

晚睡、熬夜，導致陰陽不平衡

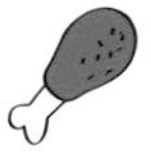

飲食習慣不好，造成脾虛影響子宮

情緒緊繃壓力大，不容易懷孕

- ✕ 性荷爾蒙失去平衡
- ✕ 排卵功能差
- ✕ 卵子的品質變差
- ✕ 心情不好
- ✕ 很難受孕

【調養子宮的好習慣】

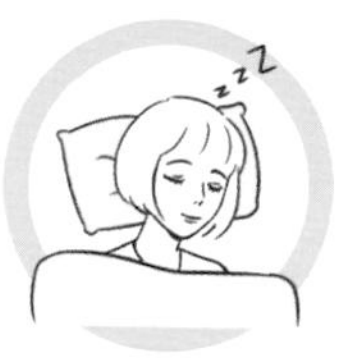

先把腎養好，腎氣、腎水充足，卵子的品質也比較好。

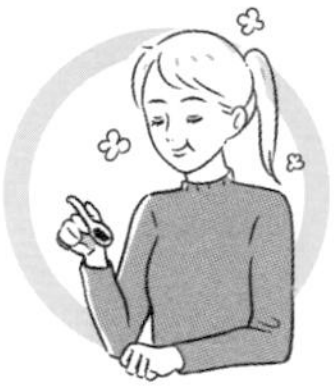

吃原型食物、養成好的飲食習慣。

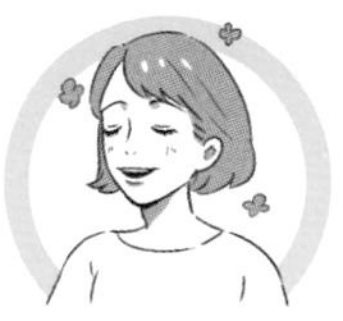

保持一個愉快的心情，肝氣順暢了，很快就會有好消息囉！

21-28 歲調養重點 6 坐好月子，調理體質

產後坐月子是炎黃子孫特有的文化，與其說是文化，應該說這是中醫理論體系之下，產後必須要做的一種調養。近年來，月子中心如雨後春筍般一家接著一家開，月嫂到處奔波幫人坐月子，就連一直懷疑中醫的一些醫療院所、婦產科醫院，也都加入了這個療程，由此可見，大家對坐月子這件事，是越來越重視了。

話雖如此，我發現現代人坐月子已經流於一種形式，比豪華、比設備、比價錢，但是很少有人真的在意坐月子到底在做什麼，甚至連為什麼要坐月子都不知道，只覺得產後沒有去月子中心坐一下，就是老公不愛你，但是花完大錢，卻沒有真正地把身體調養好，實在很可惜！

陳醫師碎碎念

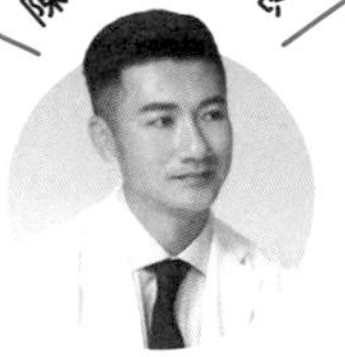

有沒有坐好月子，
跟有沒有去月子中心是兩回事喔！

▶ 產後身體虛，坐月子補氣兼補血

到底為什麼要坐月子呢？這要從懷孕開始談起。當受精卵成功在子宮著床之後，會進行分化、生長，這時候胚胎極需要能量、

營養，而母體也會盡可能供給胚胎足夠的養分，意即一旦受孕，母體的氣血會聚集到子宮去孕育胎兒，到了生產的時候，氣血隨著胎兒排出體外，所以產後母體呈現一種極度空虛的狀態。

這個時候給母體吃什麼，它就會填補什麼進去。冰的吃多了，寒氣就會占據身體造成經痛、手腳冰冷；洗頭吹到冷風，風寒就會入侵身體引起頭痛；多吃一些有營養、溫補的東西，氣血充足身體就會健康。

坐月子的道理很簡單，就是產後身體大虛，要補充多一點有營養、溫熱的食物。很多人說婦女病生完小孩就會好，其實這句話只對一半，關鍵在於生產完有沒有好好坐月子！生完小孩不好好坐月子，病情只會變嚴重，就像很多人說過敏的小孩長大就會好，如果一直喝冰的、吃甜食、又不愛運動，那怎麼可能會好呢？

▶ 坐月子也要順便調理脾胃

月子到底要怎麼坐呢？很多人以為吃月子餐、住月子中心就等同於有坐好月子，其實那只是讓你吃飽、睡好，可以充分休息的場所。如果真的講究，還是要因人而異，針對體質下去設計藥方，因為每個人的底子不同，產後會虛的地方不一樣，坐月子期間應該要大補之處也有差異。

最好請中醫師幫你看診開藥，如果真的無法找到中醫師，坐月子期間的調養，還是有一個大原則可以遵循。像我在幫病人調理月子，不管自然產還是剖腹產，都是從出院開始喝水煎藥，初期三天以活血化瘀為主。很多人會說，已經有吃子宮收縮藥了，還需要吃中藥幫助惡露排除嗎？其實是需要的，因為除了有形的血和惡露之外，還有很多是無形的瘀，也就是要促進子宮局部的循環，避免血液積滯在骨盆腔。

一般大概三天左右，就可以把惡露和瘀血清乾淨，接下來的一個禮拜要以補脾為主。有人問我產後怎麼瘦身？黃金期是什麼時候？告訴各位，產後第二周開始就是黃金期啊！脾為後天之本，主管消化、代謝等功能，先把脾胃建立好，後續食物的消化、營養的吸收，以及廢物的排泄才會正常。

更重要的是脾胃調理好，代謝功能才會提升起來，這樣在懷孕過程中所堆積的水分、脂肪，便能夠自然地代謝、排出體外。而且坐完月子後照顧小孩，一定是吃不好、睡不飽，體力會消耗地更快，趁現在把脾胃養好，以後才有本錢消耗，否則壓力一大，又用吃來紓解壓力，很快就會永無止盡地變胖！

脾胃建立好之後，藥物的吸收沒問題了，第三個禮拜就可以開始補腎。腎為先天之本，主管生殖、泌尿、荷爾蒙系統，腎氣補足了，才不會腰痠、頻尿，荷爾蒙正常了，月經會比較規律，要生下一胎也較無阻礙。第四個禮拜要以大補氣血為主，把整體的氣、血再補強，氣血足了，身體的運作機能就會正常，甚至比懷孕之前還要更好喔！

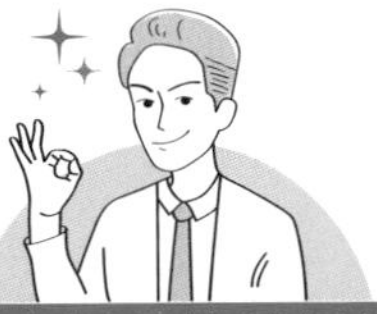

女人好養快速掃描

4 階段調養月子術，不變美都難！

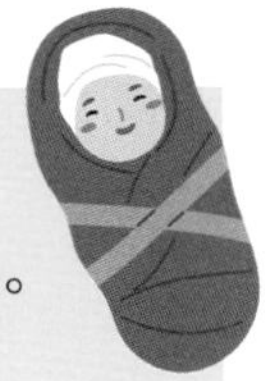

階段 1	產後 3-7 天	以活血化瘀為主，避免血液積滯在骨盆腔。
階段 2	產後 第 2 週	黃金瘦身期 以補脾為重點，脾胃好，人就美。
階段 3	產後 第 3 週	開始補腎，腎氣足，避免日後腰痠背痛。
階段 4	產後 第 4 週	大補氣血，氣血足，體質才會比產前好。

「陽明脈衰，面始焦，髮始墮」

第五階段
28至35歲

保養要夠力，
才不會從同學變「學姊」

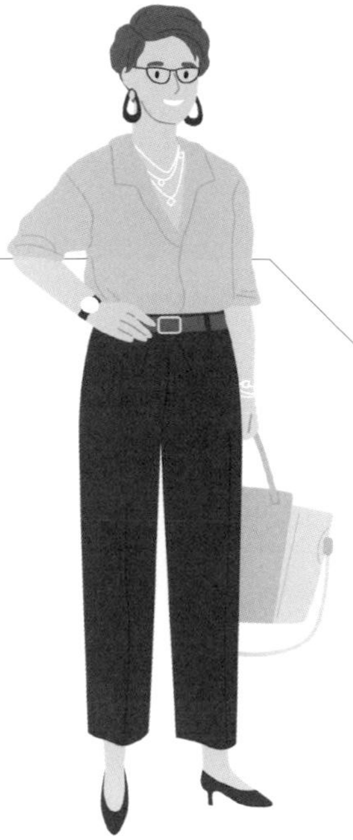

調養小筆記

- 婦科帶下好困擾
- 子宮肌瘤無須恐慌
- 甜食毀膚質
- 減肥唯一正解：管住嘴，邁開腿
- 落髮，Stop ！

抗老要從 28歲提前部署

接下來要進入本書的後半段，也是人生下半場的起點：二十八～三十五歲。二十八歲是女人的顛峰時期，過了這個年紀，就要開始走下坡了，所以慢慢會看到許多殘酷、令人悲傷的事實。如果你的年齡還不到二十八歲，請把前面的章節再看熟一點，人生上半場準備的越充分，下半場的遭遇就不會進展的太快速；**如果你的歲數已經在下坡階段了，那就要認真把後半本書看完，因為這個階段的保養，是決定你會不會被叫學姊、甚至被誤認為高中老師的關鍵。**

此時，你會有什麼樣的變化呢？最明顯的是，陽氣，也就是身體的動力，會漸漸衰退。所以隨著年紀的增長，你就會覺得越來越提不起勁，五臟六腑、氣血的運作機能也會越來越慢。

▶ 胃腸不好人易老

以經絡來說，人體第一個會衰退的是陽明經。陽明經有足陽明胃經和手陽明大腸經，陽明脈衰，這兩個臟腑的功能就會開始打折。現代人喜歡喝冷飲、吃甜食、精緻飲食，一旦胃的功能變弱，吃的東西就會不容易消化，常打嗝、脹氣；大腸的功能退化，大便就會變得不順暢。

以經絡循行來說，胃經通過大部分的臉部，所以胃經的氣血不足，臉色就會不好看，細紋開始出現，甚至長斑，早上起床還容易有黑眼圈和肥大的臥蠶。大腸經通過上嘴唇和鼻子的兩側，若其氣血不足，就會讓法令紋或是鼻子兩側的溝縫加深。因此陽明脈衰，不只讓腸胃功能變差，也會使整張臉的氣色、外貌急速老化。有個廣告說，腸胃好、人不老，是真的有道理的。

除了陽明脈衰之外，身體的腎水，亦即保水度，也會開始減少。當身體的水分不足，但陽氣還夠、熱度仍在的時候，臉就會像烤土司一樣，慢慢的被烤焦了。臉色開始變得暗沉、痿黃、斑點、色素沉澱，也就是說不好好保養身體，過了二十八歲就準備要變成黃臉婆了。

髮為血之餘，二十八歲後身體的精血都會開始衰退，在血相對不足的情況下，沒辦法再去滋養像年輕時候那麼茂密的頭髮，因此會開始掉頭髮，髮量越來越少。若自己沒有認知，繼續晚睡熬夜，仍然暴飲暴食，不好好照顧自己的身體，不但會影響到健康，而且很快的就會變成一個頭髮稀疏、皮膚皺巴巴的大嬸了。

28-35 歲調養重點 ❶ 婦科帶下好困擾

俗話說：「十女九帶」，女性朋友常常為了婦科分泌物，或是感染發炎的問題而困擾，但是面對帥哥醫師的時候，卻又害羞到不知該如何啟齒。沒關係，我都懂！

在進入正題之前，還是要不厭其煩和大家鄭重強調一次，這個叫做分泌物，不叫內分泌，不是從體內流出來的液體就叫做內分泌好嗎？曾經有不只一位病人，來看診的時候跟我說，醫生我最近內分泌有點多耶！聽得我一頭霧水，回過神來才知道她指的是婦科分泌物，有些都已經停經當阿嬤了，還搞不清楚該怎麼稱呼它！

▶ 諸帶不離濕

言歸正傳，女性的生殖器官本來就會有正常的分泌物，外觀呈現透明到乳白色的黏液狀，沒有特殊味道，主要功用是讓陰道保持濕潤、維持正常的酸鹼值以及抑制壞菌的生長。排卵期以及月經前後分泌物的量會稍微多一些，如果沒有任何不適感，都可以視為正常的生理性白帶。平常如果隨意使用陰道灌洗、過度清潔，反而會破壞正常的菌種，讓其他病菌趁虛而入，造成感染。

一旦分泌物的顏色、質地、流量、味道出現變化，甚至帶有血絲，或是合併搔癢、腫脹、疼痛等，就有可能是感染或是發炎的現象。例如細菌性感染，身體可能不會有太多的不舒服，但是分泌物會變得比較灰白色，帶有一點魚腥味；若是念珠菌感染，外陰部常會搔癢、紅腫、疼痛，分泌物呈白色黏稠，甚至像豆腐渣一樣；如果是滴蟲感染，外陰部同樣會搔癢，小便會疼痛，分泌物像膿一般黃黃綠綠的，同時伴隨著惡臭。

不管哪一種感染，先排除排卵期出血和月經前後這個時期，只要分泌物中帶有血絲，最好還是檢查一下是否有生殖道的癌性病變，千萬不可以馬虎！

是「分泌物」不是「內分泌」，
別等到當「阿嬤」了，還搞不清楚。

中醫認為「諸帶不離濕」，意思就是說，任何的分泌物過多、婦科發炎、感染，都和體內的濕氣有關係。而體內會有濕氣，通常都是臟腑失調所引起，最常見的就是脾、腎的虧虛。

現代人常常飲食不規律、暴飲暴食，吃飯不定時不定量，要嘛就餓過頭，要嘛就吃過飽，這樣的飲食習慣就會導致脾虛。晚上不好好睡覺，常熬夜、晚睡、睡不好、日夜顛倒，或是經常操勞過度，就會造成腎虛。脾、腎虧虛會使代謝功能變慢，而讓身體累積太多的代謝廢物或是水分，就叫做濕氣。

除此之外，甜食、生冷食物、酒這三大類，會讓體內的濕氣加重。甜食包含添加人工糖類以及所有精緻加工的食品，像是蛋糕、麵包、餅乾、零食等；生冷食物包括本性偏寒的食物以及低於室溫的東西，像是生菜、瓜類、梨子、橘子、柿子等，都要少吃；酒類以啤酒為例，喝多了會讓身體又濕又寒，女生真的要少喝一點。

隨著體質偏寒或偏熱的不同，如果分泌物過多，引起感染、發炎的症狀就會不一樣。此時，要趕快看西醫吃藥、使用塞劑，先讓症狀緩解，同時看中醫把體內濕氣和臟腑失調的問題解決，中西合治、雙管齊下，標本同治，才是一勞永逸的辦法。

28-35 歲調養重點 ❷ 子宮肌瘤無須恐慌

子宮肌瘤是婦科最常見的良性腫瘤，大概每五個生育年齡的婦女中，就有一個有子宮肌瘤。年紀越大比例越高，到更年期前後，發生率更高達四十～五十％。還好，子宮肌瘤大部分都是良性的，惡性的比例不到一％，所以長了肌瘤也不需太過恐慌。

肌瘤發生的原因不明，良性的肌瘤通常不會因為太晚診斷出來而轉成惡性腫瘤。臨床上將肌瘤分為三大類，第一類是由子宮往腹腔長的，稱為漿膜下肌瘤，這一種通常初期症狀不明顯，但是如果它不斷長大，壓迫到其他器官，就會有症狀出來。例如壓到泌尿系統，就有可能會頻尿或是解尿困難，造成腎積水；壓迫到腸子，就有腸阻塞或是便祕困擾。

第二類是往子宮腔長的，稱為黏膜下肌瘤。這一類型的病人，通常婦科症狀比較明顯，像是月經血量增加，有時候也會有骨盆腔的慢性疼痛，如經痛或是性交後疼痛等。假使肌瘤太大造成扭轉，會引起急性疼痛。

第三類是長在肌肉層內，稱為肌層內肌瘤，乃最常見的肌瘤型態，與漿膜下肌瘤一樣，除非長得夠大，否則不會有太多的臨床症狀。

子宮肌瘤有可能會影響受孕，但是機率不高，大約只占不孕症婦女的 3％而已。所以當你努力想要懷孕，同時又發現有子宮

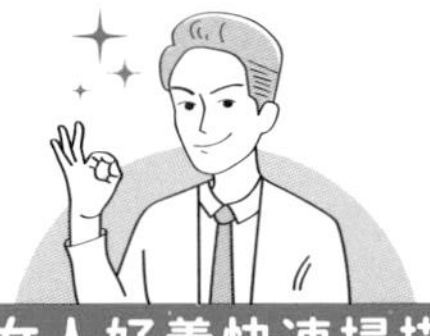

女人好養快速掃描

增加體內濕氣的三大地雷

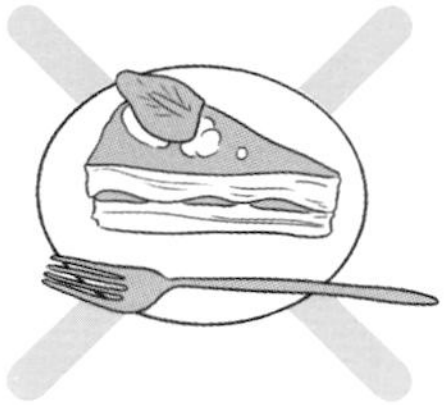

添加人工糖類以及所有精緻加工的食品

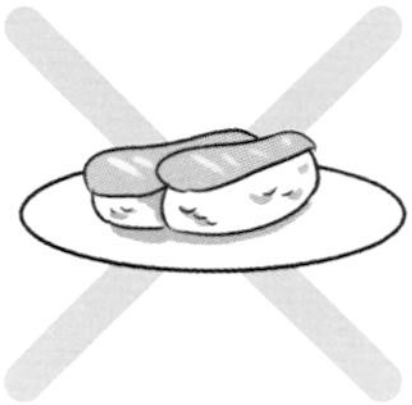

本性偏寒的食物以及低於室溫的東西

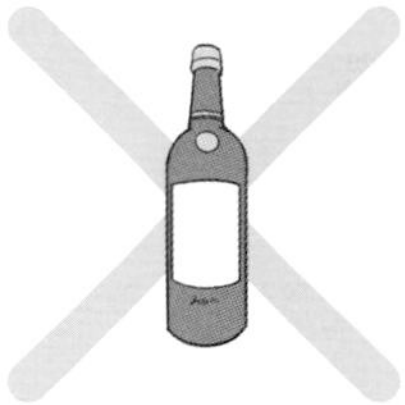

酒類飲品，像是啤酒喝多了會讓身體又濕又寒

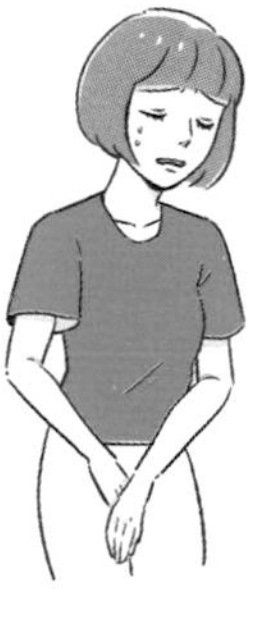

- ✕ 加重體內濕氣
- ✕ 腎虛、脾虛
- ✕ 分泌物多
- ✕ 感染

肌瘤時，不要斷然把責任推給它，一定要做完該做的檢查，確定沒有其他問題之後，再來合理懷疑是不是肌瘤造成的不孕症。

調養對策 肝氣「鬱結」宜解不宜結

子宮肌瘤在中醫的病名叫做「癥瘕」，癥是有形的血病，瘕是無形的氣病。當身體的臟腑功能失調、氣血運行不順，就容易造成血瘀；如果再加上痰濕過多，阻礙子宮氣血循環，長期下來痰瘀互結，就會在子宮形成腫塊。

導致身體氣滯血瘀的原因很多，可以說是現代文明病的根源，且和飲食、生活、壓力脫離不了關係。以子宮肌瘤而言，最常見的原因和肝氣鬱結有關。中醫講的肝氣，指的就是情志的部分，與現在常聽到的自律神經有點類似，凡是情緒緊繃、壓力大、個性急、完美主義者或是苦往肚子裡吞的人，肝氣就容易鬱結。

肝氣鬱結久了，進一步就會導致血瘀，這種體質的人常有明顯的經前症候群，像是胸部脹痛、心情煩躁易怒、頭痛、胸悶、下腹悶脹、經血要下不下、血塊等症狀。以經絡理論來說，肝經通過咽喉、胸部和下腹這些地方，所以此類型也很容易同時患有甲狀腺結節、胸部囊腫和子宮肌瘤。

平常飲食不規律、暴飲暴食、勞累過度，導致脾氣不足，再加上喜歡喝冷飲，吃冰品、甜食，導致體內濕氣、痰瘀過重，阻礙氣血運行，痰、濕、瘀互結，就會形成肌瘤這種癥的病理現象。中醫認為肥人多濕痰，現在研究也發現，肥胖與子宮肌瘤成正相關，背後的原因都是因為痰濕體質造成的。總而言之，從中醫的角度來看，保持愉快的心情、紓解壓力，飲食規律、少吃甜食冰品，就可以遠離子宮肌瘤囉！

28-35 歲調養重點 ❸ 甜食是摧毀膚質的最大兇手

現代人可說是無甜不歡，一天沒碰到甜的就好像活不下去一樣，很誇張嗎？其實不會，你是不是早餐吃麵包，正餐後要來個甜點當結尾，下午茶也要嗑塊蛋糕，餐廳的選擇更是以烘焙點心為指標？平常可以不喝水、不喝湯、不吃飯，但是一定要來杯手搖飲；壓力大的時候要吃甜的，心情不好的時候要吃甜的，月經前後也要吃點甜的，無時無刻、隨時隨地、想盡辦法、用盡心思就是甜的至上，到了一種連自己都匪夷所思、百思不解的地步……

好啦，也不能這麼說，年輕時我也曾經是個螞蟻人，小時候還偷拿過櫥櫃的方糖當零食吃，但是隨著年紀增加，慢慢地發現自己越來越不能吃太甜的東西了，而且過了三十歲臉就會開始變得焦黃、暗沉、斑點、細紋，我是靠臉吃飯的人，怎麼可以容許這樣的事情發生呢？所以各位愛美的你，千萬一定要注意。

影響皮膚好壞的因素有很多，除了年紀是我們無法改變的之外，其他都是可以努力控制的。在二十八到三十五歲這段半生不熟的年紀，影響肌膚主要的原因是飲食習慣，尤其是含糖飲料和過度精緻化的飲食。糖吃起來固然讓人感到心情愉快，但是造成的傷害更大，現代研究發現它和癌症、肥胖、三高、或是皮膚老化都有關係。

這些含糖或是過度精緻加工的食物，進到人體之後就會轉化成濕氣，像是水分、血糖、膽固醇、血脂肪、尿酸、體脂肪等等，體內的垃圾變多了，除了會進一步演變成許多疾病之外，對於皮膚而言，就容易因為濕氣阻礙正氣的運行，而引起臉部暗沉、細紋，換季時全身皮膚癢，或是手掌、腳掌的汗皰疹。

很多人來看診，都會要求皮膚也要順便保養，認真一看，其實不是膚質不好，也不是膚色太黑，而是整體不夠透亮，診斷之後大部分都是因為體內濕氣引起的。再去追問生活習慣，就會發現大部分都喜歡吃甜點、喝冷飲，只要把這個不好的飲食習慣改掉，皮膚就好了一半了。再積極一點的人，可以去快走、慢跑，加速排除體內的濕氣，或是吃點綠豆薏仁，濕氣越少皮膚看起來就會越好喔！

28-35 歲調養重點 4 減肥唯一正解：管住嘴，邁開腿

俗話說：「一白遮三醜，一肥毀所有。」肥胖除了是現代審美觀的一個極端之外，更是身體健康的頭號指標。現代醫學總是說肥胖會引起許多疾病，且是萬病之源，但我認為肥胖和許多疾病一樣，都是一種病態的表現，一定是身體內部發生了什麼事，才會導致肥胖，同時衍生各種疾病。

也就是說，肥胖和這些疾病的背後，都有共同的原因，也因為它們伴隨著肥胖一起出現，才會讓這些頂尖的科學家，誤認是肥胖造成的，所以只要減肥就可以遠離疑難雜症之擾。但是，造成肥胖與這些疾病背後的主因沒有先解決，怎麼可能瘦得下來呢？就算用了很多極端的方法，真的減輕了體重，但是原因未解，疾病還是會發生，當減肥停止之後，仍然會繼續肥胖，因為……我再說一次，大魔王尚未抓到啊！

造成肥胖的原因很多，說也說不完，簡而言之就是亂吃又不運動，所以解決方法就是「管住嘴，邁開腿」，具體怎麼執行，可以參考我兩年前的拙作《非瘦不可》，如果還是瘦不下來，那就多讀幾次，讀到廢寢忘食就會瘦了！

▶ 減肥能不能吃澱粉？

不過，既然這個單元要講身材，我們就來聊聊現代人在減肥過程中，最容易自我感覺良好，以為自己很認真、做了很多，卻非但瘦不下來，還打造了一個易胖難瘦體質的錯誤觀念，那就是不能吃白飯這件事。

自從人類開始學會耕作之後，澱粉一直都是各民族人種的主食，已經吃了上千年了，直到這幾年，飯、麵突然變成肥胖的根源，問題出在哪裡？近年來有人說：這些碳水化合物吃到肚子裡，從多醣被分解成葡萄糖，從小腸吸收到血液之中，血糖上升之後胰島素就會分泌，把血糖降下來， 然後變成肝醣再轉換成脂肪堆積起來。

咦？吃飯會胖沒錯啊！怕說話不夠聳動沒人聽的人，就拿著這個邏輯到處去說，很多人不用膝蓋思考一下就聽進去了，於是就開始一窩蜂不吃白飯，你們捫心自問，你真的是吃白飯才變胖的嗎？那麼快就把昨天的蛋糕和手搖飲忘記了嗎？所以，白飯到底錯在哪裡？

▶ 其實，關鍵在菜不是飯

它根本沒錯啊！大家想想，有誰會只吃白飯而不配菜的呢？重點在於菜吃得不夠多，而不是吃了那口白飯才變胖的啊！只要纖維足夠，就可以讓升糖指數降低，也就是說，青菜的量吃得夠，

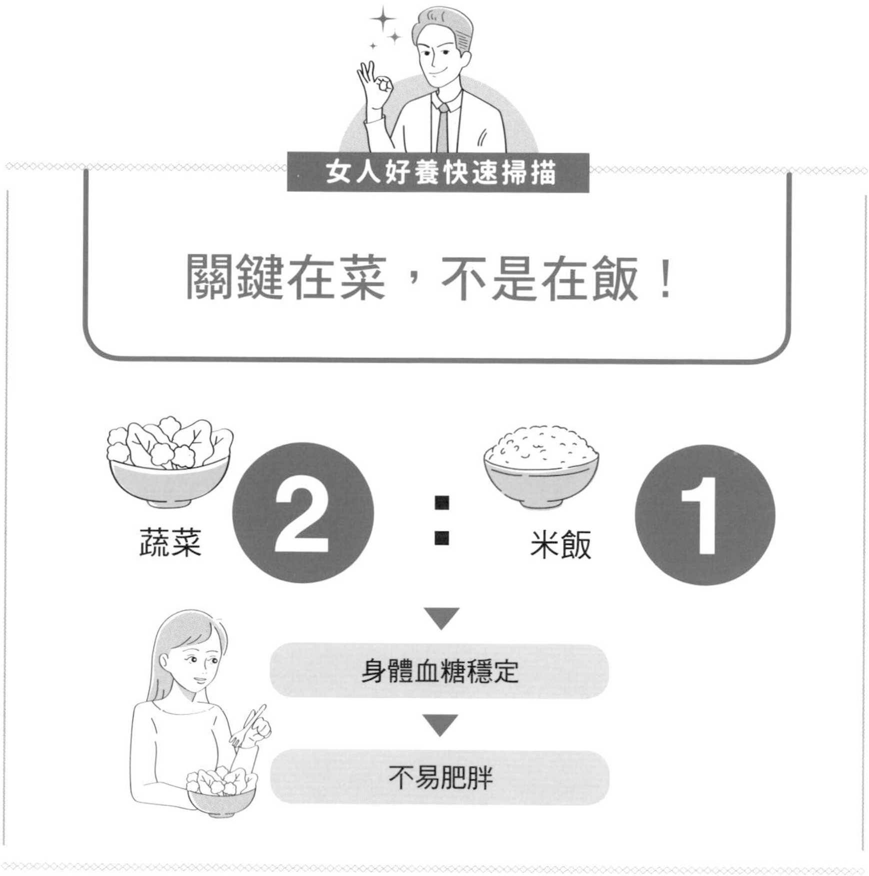
女人好養快速掃描
關鍵在菜，不是在飯！
蔬菜
2
:
米飯
1
身體血糖穩定
不易肥胖

白飯的糖就不會有影響了！同樣的邏輯運用到水果上，現在的水果都很甜，果糖的確會使人變胖，但誰會只吃到果糖啊？除了果糖之外，水果還有很多豐富的營養、維生素、植化素、更重要的是水果的纖維夠多的話，同樣會降低升糖指數，讓血糖穩定上升，給身體慢慢利用，就不會造成負擔了。

飯和菜怎麼搭配呢？一般建議碳水化合物和蔬菜的比例大約是一比二，亦即吃一碗白飯要配兩碗以上的青菜，至於要先吃飯還是先吃菜呢？我認為沒差，除非吃飯和吃菜的時間間隔超過一個小時以上，否則還不是都在胃裡相遇，誰先吃誰後吃就沒什麼差別了。

有些人下班後不吃飯就去運動，更是傻到可以，身體活動最直接的能量來源就是碳水化合物，在饑餓狀態下運動，效率只有三分之一。運動後身體處於極度疲乏狀態，代謝只會降低不會提高，你想想，當你沒有穩定收入又去逛百貨公司周年慶，噴了一大堆錢，平常還敢亂花錢買東西嗎？所以啊，請記得減肥的真理：「管住嘴，邁開腿，吃飽才有體力減肥！」

28-35 歲調養重點 5 落髮，Stop ！

每個人都想要有一頭烏黑亮麗的秀髮，不管是俏麗的短髮、或是飄逸的長髮，都影響著一個人的外觀，尤其是對女性朋友而言更是重要。但我認為除了外觀之外，頭髮的質地、顏色、數量，更是身體內在健康的一種外在表現。

到了這個年紀的女性，常常會發現掉頭髮的速度好像變快了，不但掃地時地上頭髮變多，連洗頭之後浴室也開始淹水，因為排水孔有越來越多的頭髮阻塞住了。以前綁頭髮隨便抓都一大把，現在髮帶要多繞一圈才綁得緊。為什麼會這樣呢？年紀當然是主

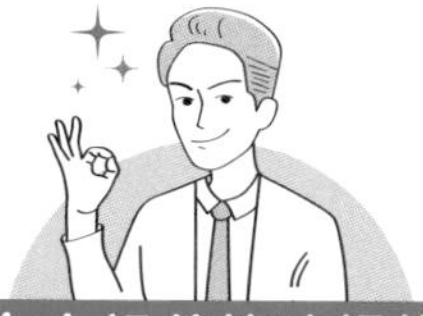

女人好養快速掃描

補鐵補血食物排行榜

含鐵量高 → 含鐵量低

動物性來源	植物性來源
蜆 28.0 克	黑芝麻 22.7 克
豬肝 17.9 克	豆腐皮 16.5 克
牡蠣 12.0 克	白芝麻 14.1 克
豬血 8.7 克	黑豆 7.2 克
牛肉 2.8 克	黑木耳 5.5 克

（每 100 公克）

要的因素，《黃帝內經》已經明確告訴你，這個年紀的女性就是會掉頭髮，但也不是每個人都會，影響的關鍵還是肝腎、氣血的問題。

有在保養的人，落髮這件事就會比較慢發生。中醫認為「髮為血之餘」，氣血足了頭髮才會長得好，氣血不足當然容易掉頭髮，且粗糙乾裂。隨著年齡增長，身體的氣血和年輕的時候比，本來就會比較虧虛一點，如果剛好在月經過後，氣血相對不足的狀態下，更會掉頭髮，所以保養上就要特別補充氣血，尤其是血的部分。

除了均衡飲食之外，可以多吃一些含鐵的食物，像是豬肝、豬血這些內臟類，或是牡蠣、蛤蜊、蝦子等海鮮，大家耳熟能詳的牛肉、豬肉、羊肉等紅肉，含鐵量都非常高。其他如謠傳的葡萄乾、櫻桃、黑糖、蘋果等植物性的鐵質，不只含量低，身體的吸收率也低，所以真的要補血，還是動物性鐵質效果會好很多。

▶ 習慣有別，落髮速度也有差

年紀大了，肝腎一定會虧虛，這是很難避免的，但如果可以早睡早起不熬夜，有充足睡眠的話，就可以延緩肝腎虧虛和落髮的速度。除了年紀，這個年齡層的女性，還有幾個落髮的可能，像是飲食沒有忌口，喜歡吃甜點、喝飲料，再加上一些燒烤、辛辣、油炸、過度烘焙等比較偏燥熱的食物，導致體質偏向濕熱，就會造成頭皮出油，嚴重一點還會變成毛囊炎或是脂漏性皮膚炎，最後使毛囊萎縮、壞死，也會造成落髮。

心理因素如壓力大引起的圓形禿，只能靠自己好好放鬆心情、舒緩情緒，淡泊名利過一生應該就會好一點了。

最後一種是產後落髮，因為懷孕過程中荷爾蒙濃度的關係，產後大約四個月左右毛囊會集體休眠，導致嚴重落髮。我記得曾經有個病人在產後四個月變成大光頭，剛看到她時還以為在做化療，一問之下才知道是嚴重的產後落髮，不過這種類型的人不用太擔心，只要適度休息、營養充足，幾個月後就會恢復原來的髮量了。

身體不順？別怪水逆，
你怎麼生活，身體就怎麼報答你！

「三陽脈衰於上，面皆焦，髮始白」

第六階段
35 至 42 歲

逆齡的關鍵，在於水火平衡

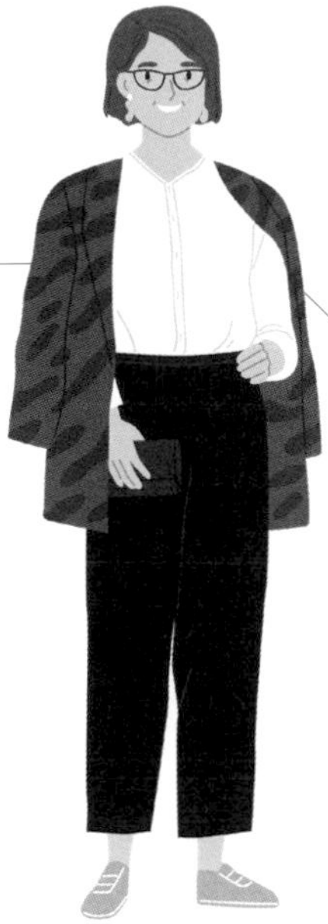

調養小筆記

- 皮膚開始容易出現瑕疵，需小心調養
- 重點在於補足腎精，逆轉白髮

經絡衰退，身體開始拉警報

過了三十五歲之後，不只陽明經衰退，人體屬陽的三條經絡都跟著減弱。除前面提過的手陽明大腸經、足陽明胃經之外，還有手太陽小腸經、足太陽膀胱經，以及手少陽三焦經、足少陽膽經。陽明經和消化、排便有關係，它一衰退，吃東西就容易積在胃裡，吃飽就脹，甚至引起胃食道逆流的感覺，再加上大便不順，肚子就會越來越大。

太陽經衰退，除了食物消化不良之外，營養物質的吸收、代謝也會出狀況，該吸收的不一定會吸收，該排掉的垃圾也不一定會排掉，所以很多人到了這個年紀就會發現，怎麼吃得和之前差不多、甚至更少，卻越來越胖的原因即是如此。

膀胱經衰退會有兩個常見的情況，一個是頻尿、泌尿道感染，另一個就是容易頭痛、感冒，所以這個年紀要多喝水、不要憋尿，後頭部、肩頸、背部儘量不要去吹到風，不年輕了，不要再學小妹妹穿露背裝了好嗎？

少陽經衰退會出現兩個問題，一個是身體的水分代謝會出狀況，一個是容易失眠睡不好。三焦經主管水分的代謝與排泄功能，一旦衰退，人就會容易水腫，起床照鏡子發現眼皮甚至整張臉都腫腫的，或是下班走路發覺鞋子變得很緊，這都是水腫的現象。

而膽經掌管睡眠的安定性，膽虛者常睡不好、多夢，一點點小聲音就會被吵醒，就算睡很久了起床還是覺得累。所以整體而言，這個年紀的人容易睡不好和發胖，精神、體力直線下降，人看起來特別憔悴，臉色焦黃、斑點，頭髮得不到足夠的營養滋潤，就會開始長白頭髮，特別是鬢角、額角這個部位，一旦這邊的頭髮漸漸變白，就是在告訴你，你老了！

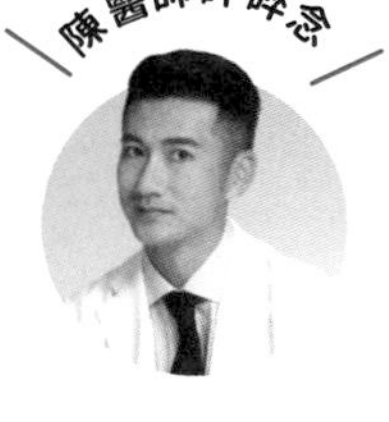

不養生，
很快就從「同學」變成「學姊」！！

35-42 歲調養重點 ❶ 皮膚容易出現瑕疵

俗話說：「女為悅己者容。」每個女人總是希望自己的皮膚，可以一直像二十歲一樣白皙透亮，但是隨著年紀的增長，你就會發現……天啊！原來失控這兩個字，不斷在你的身上重複出現。前面章節已經說過，甜食、精緻飲食太多，會讓皮膚很快產生細紋、暗沉、斑點，但這畢竟是自己造成的，不要太放縱飲食，就不會產生這些問題。而接下來要講的，就不是你我可以輕易控制的，如果說亂吃是自作孽，那年紀就是天命不可違。《黃帝內經》已經說了，這個年紀的女生「面皆焦」，因為陽經衰弱的關係，導致臉部開始變得憔悴、暗沉、斑點。大家有沒有發現，二十八到三十五歲時，提示各位的是「面始焦」，代表只是警告你臉要開始憔悴、焦黃；到了三十五歲之後「面皆焦」，嗯，就認命吧！

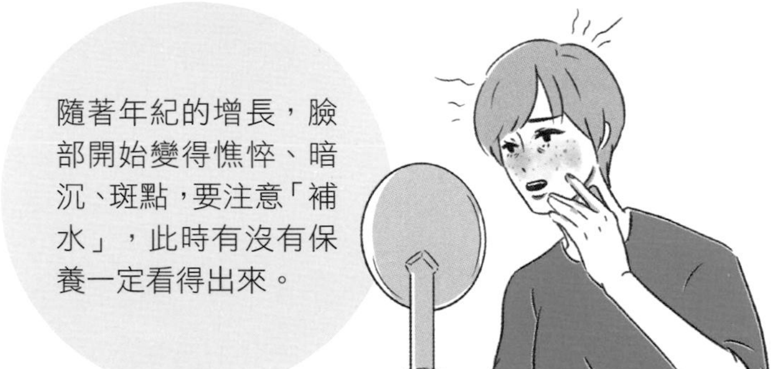
隨著年紀的增長，臉部開始變得憔悴、暗沉、斑點，要注意「補水」，此時有沒有保養一定看得出來。

▶ 扭轉老化的關鍵在水火平衡

到這裡大家一定會覺得，既然都已經到了要認命的地步，那還可以改變什麼嗎？只要了解「面皆焦」的原理，針對問題去做努力，還是有機會可以延緩它的進展速度。

為什麼我們的皮膚會隨著年紀越來越憔悴、焦黃呢？重點在於「水火平衡」。我想大家一定都有過烤土司的經驗吧？土司剛拿出來的時候，一定是白白嫩嫩的，放到烤麵包機裡面加熱，剛開始表面還不會有什麼改變，隨著時間、溫度逐漸上升，土司看起來越來越可口，一轉眼就有煙冒出來，然後表面慢慢出現一點黃褐色，如果不把它拿出來，放著繼續烤，表面的顏色就會越來越深，越來越粗糙、乾燥，接著變黑、燒焦，就不能吃了。

請照照鏡子看看自己臉部的皮膚，是不是和土司很像？當我們年輕時，身體的水分充足，保水度夠，就不怕火來烤。因此經歷了嬰幼兒、青春期、甚至到了精華的二十幾歲，生活起居都不需要太養生，皮膚也不會差到哪裡去。

一旦到達顛峰的二十八歲，皮膚就會像土司開始冒煙一樣，過了水火平衡的臨界點——水分開始大量流失，而人體的動力、溫度還在，繼續烘烤皮膚，皮膚當然就會開始出現粗糙、細紋、斑點、焦黃、憔悴。

年紀越大，會越來越難留住身體的水，但只要隨時注意補水和保水，不要有過度消耗水分的飲食、生活習慣，就可以延緩皮膚的

老化。如平常不要晚睡、熬夜，因為晚上的睡眠是補陰、補水的時間，能多睡就多睡，這樣就不會過度消耗身體的水分。燒烤、辛辣、油炸以及甜食，都會讓身體的火氣變大，相對的也會消耗水分，影響身體的水火平衡。

積極的做法當然是多喝水，多吃一點含有膠質的食物來保水，像是黑木耳、白木耳、龜苓膏等，對皮膚都會有幫助。我們不可能阻止歲月的增長，但只要能夠好好了解隨著年紀會產生的問題，努力保養自己的身體，做到比同班同學看起來年輕，那就很開心啦！

35-42 歲調養重點 ❷ 白髮是「老化」的象徵

正常來說，到了一定年紀多少都會有白頭髮，像我從二十歲左右就陸續冒出，這種所謂的少年白是由遺傳造成。有些人遭遇突如其來的變故，會一夜白髮，或是用腦、煩惱過度，也會出現白髮。這些原因就和年紀比較沒有相關性，如果是因為增齡而產生的白髮，通常都會從額角、鬢角開始變白，換句話說，當你發現額角、鬢角這個區域開始出現白頭髮時，那就代表你老了！

為什麼年紀大會產生白頭髮呢？中醫認為「腎藏精，其華在髮」、「肝藏血，髮為血之餘」，會有白頭髮和肝、腎的氣血不足有關係。因為年紀，身體庫存的肝血、腎精會越來越少；或是任何會損害肝血、腎精的飲食、生活習慣，都會讓頭髮提早變白，像是飲食不規律、過度節食造成營養不均衡，或晚睡、熬夜、用腦過度、操勞過度等。

▶ 補腎精，逆轉白髮

知道頭髮變白的原理之後，要避免的方法就變得簡單了，像是飲食均衡、早睡早起這些老生常談的事情之外，積極一些還可以多吃豬肝、豬血、海鮮、豬肉、牛肉、羊肉等富含鐵劑，又補腎精、補肝血的動物性食材；或是黑豆、黑芝麻、何首烏、堅果這些傳統上認為可以補腎精、黑頭髮的食物。

不過，等到腎精虧損了才要開始補，真的有點緩不濟急，再

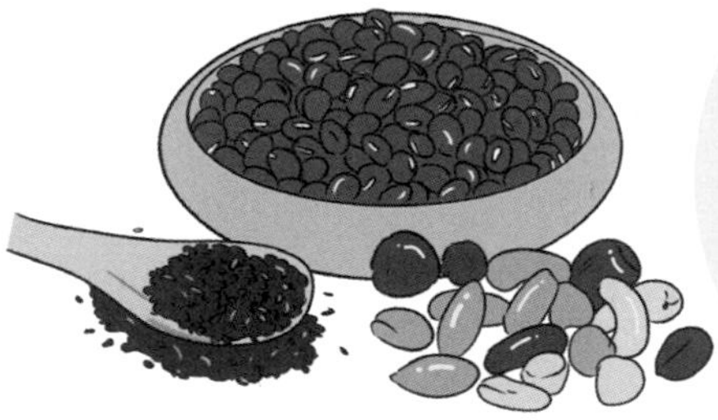

想逆轉白髮
可多吃的補腎食物

豬肝、豬血、黑芝麻、何首烏、堅果、海鮮、羊肉。

怎麼補都比不上因為年紀以及壞習慣的耗損。大家都聞腎色變，的確，以層次的概念來說，腎是身體最底層的元氣，就像祖先留下來的房地產一樣，一定是口袋沒錢、銀行也沒存款了，才會拿祖產去變現。人體也是一樣，當身體的肺氣、脾氣皆不足，才會從腎抽提元氣出來使用。

當腎精耗損到一定的程度，就像是房產抵押額度已經滿了，利息也繳不出來了，銀行就會開始進行法拍、催收，如果這時候還不知悔改，不懂好好保養身體，它就會開始出現許多嚴重的症狀或是疾病。白頭髮算是小事一樁，所以與其一直注意頭頂，倒不如該細心檢視身體，是否有出現其他以前沒有過的不舒服症狀，把白髮當作一個警訊，努力改變生活和飲食習慣，才是上策！

陳醫師碎碎念

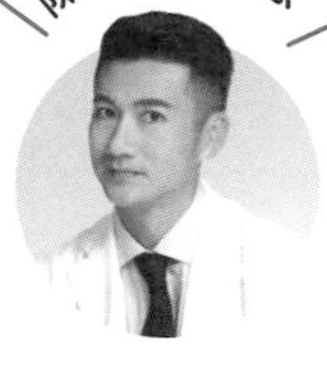

生活中會輕易增加的
……只有體重。

「任脈虛，太衝脈衰少，天癸竭，地道不通，故形壞而無子也」

第七階段
42 至 49 歲

預先做好「功課」，
迎接難搞的更年期！

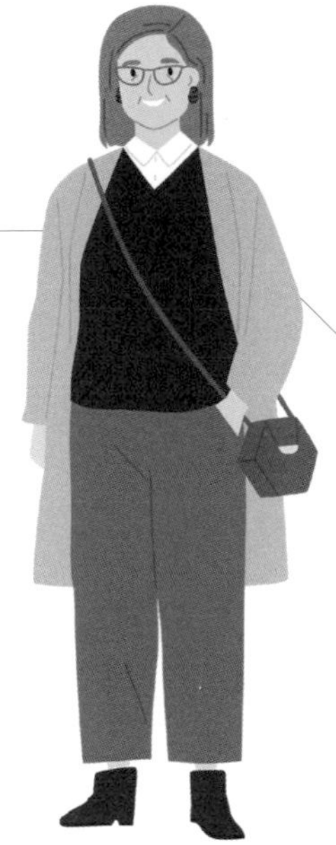

調養小筆記

- 別讓身體提前衰敗，最好五十歲再絕經
- 水火平衡才是抗老化的良藥

腎水枯竭，面臨絕經期

到了周期理論的最後七年，身體狀況下滑的特別快，與生殖相關的幾個經絡、臟腑也會開始虧虛。

任督二脈是奇經八脈中最重要的兩個通道，就像人體的兩條高速公路一樣，督脈走背後脊椎，任脈走前面腹部，與生殖系統相關。任通妊，如果任脈開始虧虛，生殖能力便會逐漸衰退；太衝脈掌管性荷爾蒙的規律性，太衝脈衰少，代表性荷爾蒙的量也慢慢減少，規律性漸趨混亂，結果就是月經量開始忽多忽少，周期也會偶爾早來、偶爾遲到，月經的型態變得和年輕的時候不一樣。天癸指的就是腎水，腎水湧現青春期會來，腎水若是枯竭，就代表月經準備要結束了。

一旦與生殖系統相關的任脈、衝脈、天癸都衰竭了，生殖能力就會消失，所以說地道不通，整組壞光光，無法再生小孩了。

42-49歲調養重點 1 惱人的更年期症候群

有時候覺得女人真的很辛苦，青春期擔心月經來，長大一點擔心身材，再大一點擔心生不出小孩，生完小孩還要再擔心一次身材和皮膚，最後還有更惱人的更年期問題在等著。

古人大概五十歲左右停經，現代人約四十五歲左右進入更年期。很多人以為更年期過後會老得特別快，所以很怕它的到來，但這有點倒果為因了，應該是身體內的許多物質、運作機能都衰退到一定的程度，如同《黃帝內經》所言：「任脈虛、太衝脈衰少、天癸竭」，才會導致停經。而這些機能、物質的衰退，就是老化，並不是因為停經了，它們才衰退得特別快。

由於生活、飲食習慣的關係，有些人還不到四十歲月經就停了，看了醫生檢查過後，可能就接受自己過早停經這個答案，但我認為此乃身體提前衰敗的一個現象；除了停經之外，有可能會造成其他的疾病，所以建議還是要接受治療，把身體的平衡找回來，能維持到五十歲左右再停經比較好。

▶ 多幫身體「補水」，緩解更年期不適

大家除了誤會停經後老得比較快之外，也很擔心更年期引起的一系列不舒服症狀，西醫稱為更年期症候群，包括：月經不規律、潮熱、盜汗、失眠、煩躁、陰道乾燥萎縮刺痛、性慾減退等。從中醫的角度來看，女人是水做的，天生就是陰多於陽，而腎水枯竭即會停經，所以這個時候身體會呈現陰不足、陽過旺，也就是水太少、火太大的狀態。

水不足身體就會呈現乾燥的現象，如皮膚細紋、口乾舌燥、眼睛乾澀、陰道乾癢等；火太大則會出現潮熱、盜汗、失眠、煩躁等。因此中醫在處理更年期症狀的策略，大多是以「滋陰、降火」去加減，依照症狀的不同，去調整補水和降火的比例。

有些人會因為火氣太大，就喝些苦茶、涼茶、青草茶等降火的飲品，雖然可以暫時緩解不舒服的症狀，但是更年期的不適，是因為水不足而引起的火氣太大，也就是中醫講的虛火，所以滅火之餘也要積極幫身體補水、保水，否則火滅了之後會變成陰陽兩虛，對身體反而不好。

建議女性朋友可以多吃木耳、蓮子、百合、麥門冬，或是龜苓膏這一類滋陰的食品，平常多喝水，當身體的水分夠了，就不用怕更年期到來的不舒服囉！

第八階段
49 歲以上

絕經後的第二人生，滋陰最重要

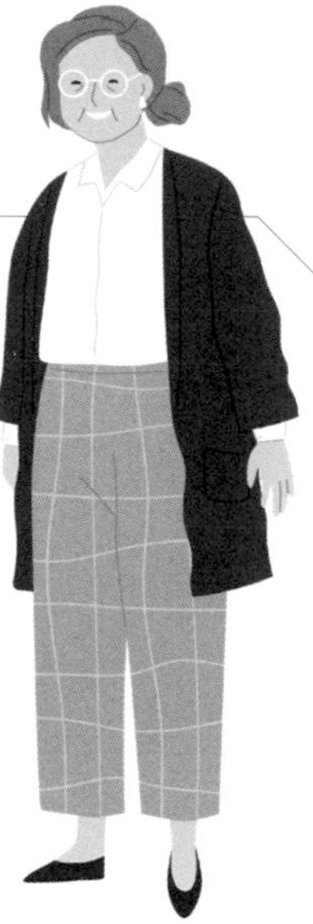

調養小筆記

- 滋陰降火救失眠
- 陰陽兩虛快提氣

更年期的症狀可能一直存在

女人年輕的時候，身體的平衡狀態是陰多於陽，隨著年紀體內的陰分慢慢減少，最後趨近於陰陽等量，甚至陰少於陽的情形。腎水乾枯了，月經也就不會來了。很多病人問我，更年期症狀會維持多久，是不是停經了就算是度過更年期，從此不會不舒服了呢？其實，只要身體一直處於陰虛陽亢的狀態，更年期的症狀就有可能會一直存在。

曾經有個病人已經快六十歲了，也停經近十年了，但每天臉還是一陣一陣紅，晚上睡覺常常熱醒，醒來的時候滿身大汗，更嚴重的是，陰道每天都乾癢刺痛到不行，非常困擾，看了許多醫生，擦藥、吃藥都沒改善，後來幫她強力滋陰降火，幾個月後才開始覺得有舒緩一些。接下來，再和大家談談幾個停經後常見的問題。

49 歲以上調養重點 1 滋陰降火救失眠

失眠不分年紀、不分性別，男女老幼都有可能發生，但以停經後婦女為最大宗。一方面為人母之後操煩成性，不管小孩多大、多老了，媽媽永遠掛心著，怎麼可能有辦法可以好好睡覺；另一方面，停經後身體的不平衡導致難以入眠。中醫認為「陽入於陰謂之寐」，陽氣代表人體的動力，只要動力全部收起來，身體就會安靜沉寂，便可以好好睡上一覺。

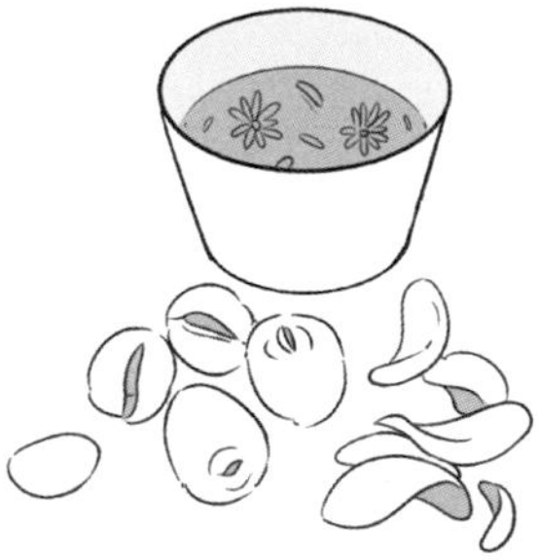

改善停經後的失眠困擾，可多吃木耳、蓮子、百合、麥門冬，幫身體滋陰降火。

停經後的婦女陽氣相對太多、陰分不足，陽氣沒辦法全部收到陰分裡面去，身體不能安靜下來，就無法睡覺，即使睡著了也會比較淺眠、多夢。因此，想要改善停經後女性的失眠問題，就要幫身體滋陰、降火，可以適量吃些木耳、蓮子、百合、麥門冬、龜苓膏，或是喝點苦茶、涼茶、青草茶、菊花茶等，把火氣降下來、將陰分補足，到了晚上陽氣能夠全部收到陰分裡面去，就可以一夜好眠了。

49歲以上調養重點 2 陰陽兩虛快提氣

隨著年紀增加，體質會從停經後的陰虛陽亢逐漸衰退，最後變成陰陽兩虛的狀態。也就是身體的物質、動力都變得越來越不足，這時候體內已經不會出現太多燥熱的現象，而是處於一種低能量的平衡。人會開始覺得有氣無力、提不起勁，就像蠟燭快要燒完的感覺，燭條越來越短，火也越來越小，最後油盡燈枯，人生就此嘎然而止……

這個階段人體從陽亢突然變成陽虛的狀況，中醫稱為「氣虛下陷」。身體的器官需要「氣」來把它們固定在原來的位置上，一旦氣虛了，它們就會因為地心引力的關係，慢慢往下掉，像是痔瘡、下肢靜脈曲張、胃下垂等。而生育過、尤其是多產的婦女，很容易發生子宮脫垂的現象，一開始可能覺得下腹有下墜感，到後期子宮從子宮頸脫出，在陰道口可以摸到一個肉球的感覺，嚴重一點的走路時會不舒服，甚至疼痛到影響走路。

曾經有個病人子宮脫垂到連走路都痛，嚴重影響到正常生活，後來幫她加強補氣，把氣往上升提，然後請她每天拿吹風機對著頭頂吹五到十分鐘，藉由熱氣去刺激百會穴，加強提氣的效果，沒多久之後症狀就緩解很多了。如果你也有子宮脫垂，或是前面提到的氣虛下陷狀況，不妨拿個吹風幾吹吹頭頂試試看喔！

最棒的逆齡方法，就是懂得用運動保養自己，別再找一堆藉口，快去運動吧！

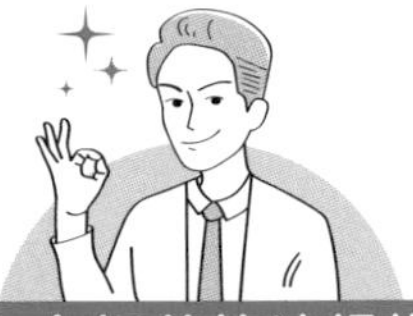

女人好養快速掃描

滋陰、改善氣虛的小妙招，別怕更年期！

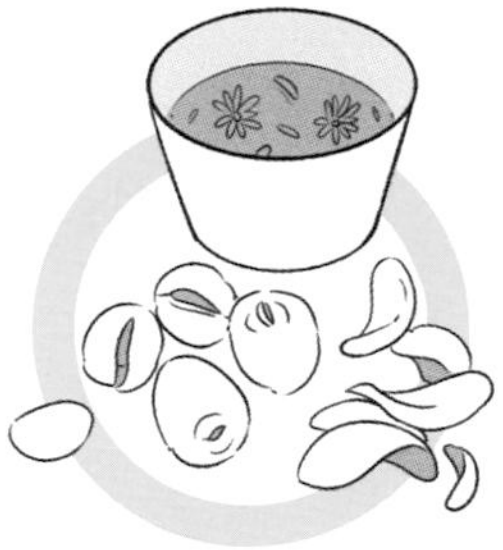

補充滋陰食物

多吃木耳、蓮子、百合、麥門冬、龜苓膏、苦茶、涼茶、青草茶、菊花茶等

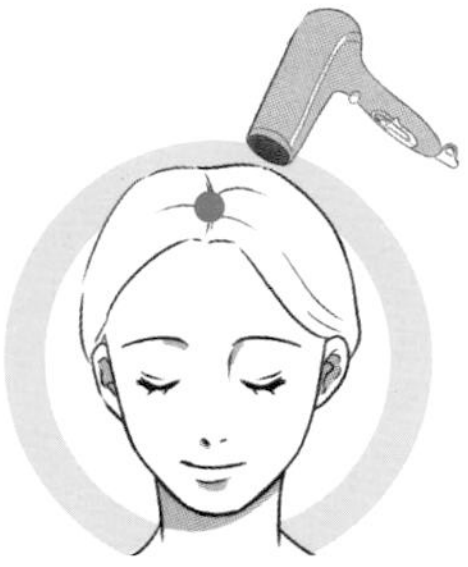

穴位調養

用吹風機吹頭頂的「百會穴」，可緩解「氣虛」狀況

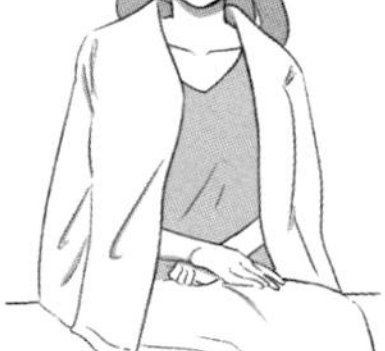

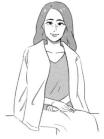

- 降火氣、滋陰
- 補氣、提氣
- 改善失眠
- 減緩更年期症狀

好健康　0HDA0043

女人好養

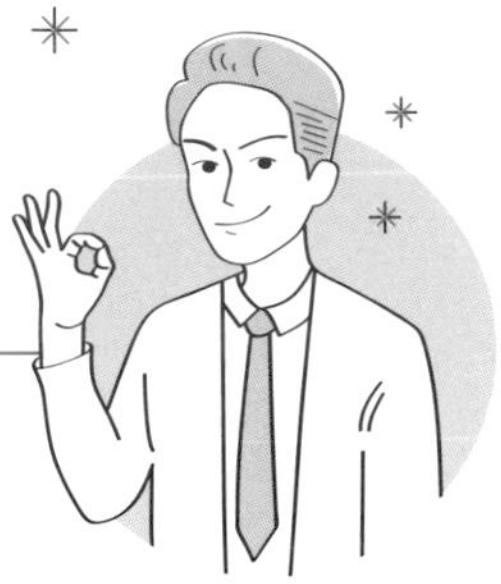

作　　者：陳峙嘉
責任編輯：林麗文
校　　對：羅煥耿
封面設計：@Bianco_Tsai
內文設計：王氏研創藝術有限公司
內文排版：王氏研創藝術有限公司
印　　務：黃禮賢、李孟儒

出版總監：黃文慧
副 總 編：梁淑玲、林麗文
主　　編：蕭歆儀、黃佳燕、賴秉薇
行銷總監：祝子慧
行銷企劃：林彥伶、朱妍靜

社　　長：郭重興
發行人兼出版總監：曾大福
出　　版：幸福文化／遠足文化事業股份有限公司
地　　址：231 新北市新店區民權路 108-1 號 8 樓
網　　址：https://www.facebook.com/happinessbookrep/
電　　話：(02) 2218-1417
傳　　真：(02) 2218-8057

發　　行：遠足文化事業股份有限公司
地　　址：231 新北市新店區民權路 108-2 號 9 樓
電　　話：(02) 2218-1417
傳　　真：(02) 2218-1142
電　　郵：service@bookrep.com.tw
郵撥帳號：19504465
客服電話：0800-221-029
網　　址：www.bookrep.com.tw

法律顧問：華洋法律事務所 蘇文生律師
印　　製：通南彩色印刷公司

初版一刷：西元 2020 年 12 月
定　　價：360 元

國家圖書館出版品預行編目資料

女人好養 / 陳峙嘉著 . -- 初版 . -- 新北市：幸福文化出版：遠足文化發行，2020.12
面；　公分
ISBN 978-986-5536-25-1(平裝)

1. 中醫 2. 養生 3. 健康法
413.21
109016497

Printed in Taiwan

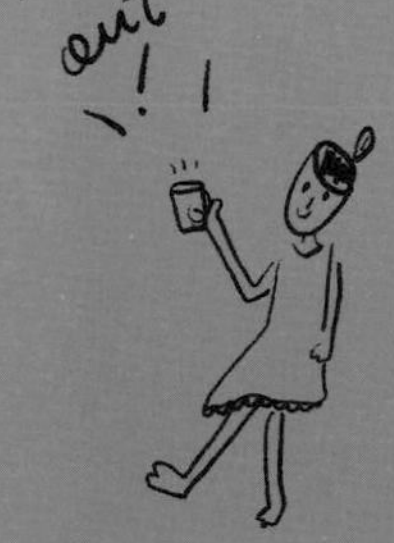
小症狀
out

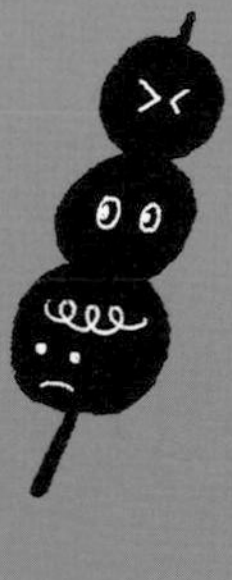